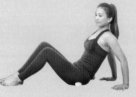

滾一滾 鬆筋膜

天天零痠痛

100세까지 통증 없이 살려면 속근육을 풀어라

禹智仁、金聖珉 著　陳品芳 譯

學員實證推薦

◆ 緩解運動傷害，消除肌肉緊繃

不知道是否最近做錯運動，腰部和大腿兩側的肌肉十分痠痛。雖然試過按摩，但效果有限，沒多久又開始痠痛了。直到嘗試肌筋膜伸展按摩操後，痠痛感才大幅減緩。

原先只覺得用滾筒和滾球按摩，是一種簡易的「自助式」全身伸展按摩，但試過後才發現效果超乎預期，比一般伸展更有效，尤其適合忙碌的上班族和中年人士。

朴珠延（49歲，人力資源專家）

◆ 最適合久坐族的伸展運動

因為工作所需，長時間坐在電腦前，以致肩頸僵硬、腰痛等問題，陸續出現。此外，因個性緊張，工作時間越長，肩膀就會越往上抬起，導致我的脖子變短。雖然有運動習慣，但卻難以紓緩疼痛或矯正姿勢。

自從接觸了肌筋膜伸展按摩操，僵硬的肌肉漸漸放鬆，腰痛也獲得緩解。現在，只要長時間坐著工作的當天，睡前我都會用滾筒和滾球按摩；隔天起床，身體就會輕盈許多，扭曲的體型也漸漸恢復原貌。為此，特別想推薦需長時間使用電腦的人。

李英熙（43歲，作家）

◆ 遠離痠痛的自癒按摩法

由於長時間坐在電腦前，鮮少起身活動，因此總是全身痠痛，就連轉個頭都覺得肩頸僵硬難受。

但自從體驗了禹智仁老師的肌筋膜伸展按摩操後，沒想到用一個滾筒和一顆滾球，滾一滾、壓一壓，長年腰痠背痛的症狀便立刻消除，真是太好了！

宋奇珉（46歲，漢陽大學保健學系教授）

◆ 由內而外變美麗的伸展按摩操

開始去上肌筋膜伸展按摩操的課程，是因為據說若想要正確使用肌肉和關節，就必須先好好伸展包覆著肌肉的筋膜才行。它能讓表層與深層肌肉，同時得到充分紓緩。

由於職業所需，必須整天穿著高跟鞋，一到了傍晚，腰部和雙腳便疼痛不已，因此，這種在家也能自己按摩的伸展操，非常適合我。不僅如此，體態也更正確，線條也更完美。用滾筒和滾球進行的伸展按摩，讓女性的內在美更加充實，誠心推薦給各位女性朋友。

金正熙（39歲，百貨公司櫃姐）

⬦ 可當做運動後的收操，放鬆肌肉

我有重訓習慣，但身材非旦沒有變好，還總覺得疲憊；以前認為重訓後的肌肉緊繃，是「肌肉變強壯」，殊不知，是筋膜打結緊繃、肌肉受損的警示。透過「肌筋膜伸展按摩術」利用滾筒搭配滾球，不僅能消除痠痛緊繃，也有助提升運動表現。

現在，我買了一個滾筒放在家裡，定期紓緩放鬆肌肉，只要身體有些微疼痛時，我就會馬上按摩伸展。此外，由於是用自己的體重施壓按摩，因此不需要擔心受傷。如果你有運動習慣，我想這應該是最適合健身族的按摩放鬆法。

徐尚元（35歲，公司職員）

⬦ 只要一顆滾球、一個滾筒，就能解放肌肉

比起不規律的生活習慣，錯誤的姿勢應該更難矯正吧？由於職業的關係，我必須長時間久站或久坐，因此雙腳總是浮腫，腰部的負擔也很大。雖然經常去按摩，也有做瑜珈，但效果總是暫時的。

因緣際會下，在一次的採訪中接觸到肌筋膜伸展按摩操，發現即便不去做昂貴的SPA按摩，身體也能變得輕盈，就連原本走路重心偏一邊的問題也解決了。為此，如果你深受慢性疲勞所苦，或是熱愛運動，我建議立刻開始執行肌筋膜伸展按摩操，讓累積一天的疲勞，瞬間消失殆盡。

鄭雅凌（29歲，美妝雜誌編輯）

◆ 新世代的國民健康操

　　用簡易的工具檢視自己的身體狀況和平衡，並透過這些簡易工具獲得紓緩，化身療癒師，就是本書所說的肌筋膜伸展按摩操；不覺得真的很酷嗎？剛開始上禹智仁老師的課時所感受到的經驗與感動，至今仍留在我的心中，在這裡誠心推薦給各位。

　　就讀高中、長時間維持相同姿勢讀書的女兒，現在也開始在睡前自己放鬆緊繃的肌肉了。這個周末我則打算要讓兒子也學習這種自我放鬆的技能。真心期盼能像過去的國民健康操一樣，讓所有人，特別是成長中的孩子們，都能熟悉這項技能，維護身心健康。

朴景珠（46歲，瑜珈老師）

◆ 消除長途飛行的疲勞感

　　身為一名空服員，長時間飛行與時差累積，經常感到身體莫名痠痛，遲遲無法消除。然而，自從接觸肌筋膜伸展按摩操後，我就會用滾筒來按摩緊繃的身體，放鬆深層肌肉。將當天累積的疲勞，一次解決，不僅身體變輕盈了，精神也變好了。

　　現在，只要覺得身體疲累，我就會馬上用滾筒來檢視自己的身體狀態。因為在深呼吸的過程中，可以發現哪處的肌肉特別緊繃，並馬上放鬆肌肉，同時放鬆心情，重拾活力。如果有機會，也希望可以在機內用滾球幫助長途飛行的客人按摩，以洗去他們旅行的疲勞感。

徐智妍（37歲，空服員）

放鬆深層肌肉，
不求人的自癒按摩操

對現代人而言，「養成良好生活習慣」的預防觀念，已經變得比「在醫院接受治療」更重要了。手術不是最完美的治療方法，且也不能根絕復發的可能性。觀察那些到院治療的病患，會發現多數人都為長時間使用智慧型手機所引起的腕隧道症候群、肩頸僵硬等筋骨問題所苦。其中，最令人難受的，就是無法立即排解的「痠痛」。

近來，痠痛患者的年齡層下降，已是不爭的事實；然而，醫生所能做的治療有限，因此，我想教導患者一些讓他們能在家中進行的自癒療法，或者是預防痠痛的伸展運動。

不久前，醫院的員工教育訓練邀請禹智仁老師，前來舉辦「肌筋膜伸展按摩操」的講座，老師從滾球踩在腳底站立的動作開始，教學十分用心仔細。這次的講座獲得極大的迴響，我想應該是能透過此次講座，瞬間將站了一整天而疲憊不堪的雙腳、僵硬的腰、肩膀、臀部肌肉，得以徹底放鬆的緣故。

◆ 鍛鍊深層肌肉，預防受傷

大多數的人在肩頸、背部、腰部痠痛的時候，都會請別人幫忙按一按、揉一揉、摸一摸。但如果能用簡單的小工具，不須依靠周遭的人幫忙，就可以自己處理這些痠痛問題，我想，那是再好不過的事情了。

此外，熱愛運動、同時從事多種運動的運動狂熱者當中，許多人的腰部肌肉不夠結實；這些人都會以此為由開始瘋狂鍛鍊表層的腹肌，但卻對腹部和核心的深層肌肉不聞不問。雖然，從外面就能摸到的表層肌肉可以幫助我們出力，但深層肌肉卻扮演支撐骨頭的角色。換言之，若深層肌肉發達，就比較不會受到外在因素影響，減少受傷的機率，反之，若深層肌肉太虛弱，就很容易受傷，疲勞也就更容易累積。

　　如果你正因為慢性痠痛與各種難以言喻的肌肉疲勞所苦，我誠心推薦禹智仁老師的這本書，你一定能獲得改善。

神經外科專醫・醫學博士・高道日醫院院長

高道日

廣受運動愛好者推崇的
肌筋膜伸展按摩

如果想知道一個人的真面目，不能只看外表，要看更深層的部分，同理，健康也是一樣。為了讓外表看起來更美，而只做表層肌肉運動，不僅會使深層肌肉相對虛弱，也容易導致腰部痠痛、受傷。

也就是說，如果表層肌肉和深層肌肉不協調，身體就會出問題。不僅運動時可能受傷，身體更會像偷工減料的工地一樣，由於內在支撐力不足而使姿勢歪斜，體力也會漸漸下滑。

深層肌肉所扮演的，幾乎可以說是代替骨骼的角色。內臟肌肉、與調節血糖有關的大腿肌肉，以及被稱為第二個心臟的小腿肌等，都屬於深層肌肉。除此之外，還有眼睛看不見的深層肌肉，例如：大腦被頭蓋骨保護著、心臟被胸骨包覆著，而身體重要臟器所在的腹部，則是由深層肌肉代替骨頭包覆保護。

◈ 選擇正確的運動，才能確實提升健康

根據我多年的診療經驗，覺得自己因為「運動」而變「健康」的人其實不超過一半。也就是說，因為運動而改善健康的人數，不如我們想像中的多，甚至，有些人反而因為運動而失去了健康，為什麼呢？最主要的原因就是因為深層肌肉不夠結實。

「表層肌肉」和「深層肌肉」兩者必須協調平衡，才能預防因為肌

肉鍛鍊不均衡導致的疾病，進而紓緩痠痛。這本書中，禹智仁老師的「肌筋膜伸展按摩操」，不僅能放鬆表層肌肉，更能刺激、強化深層肌肉，是能有效緩解痠痛的解決方案。此外，在運動前後進行可以預防受傷、也具有矯正動作和體能的效果，是我大力推薦的伸展按摩操。

家庭醫學科專醫・朴尚俊醫院院長

朴尚俊

鬆筋膜、解痠痛，
自己的疲勞自己救

在2012年德國IFAA健身博覽會上，我首次接觸到用「滾球和滾筒」按摩的肌筋膜放鬆伸展課程，對我而言，這是個既新鮮又震撼的衝擊。一整天都在博覽會場中奔走而累積下來的疲勞，卻在轉眼間像融雪般消失殆盡，身體猶如棉花般輕盈的體驗，實在令我難以忘懷。在那之後，我便參與各種和肌筋膜有關的學術研討會，積極推廣以滾筒和滾球按摩的肌筋膜伸展按摩操。

根據英國某癌症中心的研究結果顯示，運動不足的人壽命會縮短3～5年，且在早逝的人當中，有17%是死於運動不足。對於總是坐在電腦前，或是一有空就盯著智慧型手機看的現代人而言，現階段，真的急需一套能保養、照顧身體健康的方法。

◆ 每天檢視肌肉狀態，避免疲勞累積

檢視現代人的一天生活，大部分的時間，都是像書桌前面的壁櫃一樣，整天釘在桌前不動。無論是學生還是上班族，每天都忙到連轉下脖子、伸下懶腰的時間都沒有，忙到最後，只獲得硬梆梆的肩頸，全身肌肉變得又重又不舒服。

雖然，曾經為了想讓身體舒服一點，去按摩或上瑜伽、皮拉提斯的課程，但就我的觀察，大多數人甚至忙到連這樣的空閒時間都沒有，或

者累到根本不想運動。為此，我建議如果你是基礎體力太差，根本懶得去運動的人，那本書所介紹的「肌筋膜伸展按摩操」，用以紓緩緊繃肌肉與身體疲勞的課程，對你而言，真是再適合也不過了！

不僅上班族有這樣的問題，最近，許多企業也為了員工健康，而邀請我前去舉辦講座。其中，有關肌筋膜按摩伸展的講座，反應最熱烈，甚至還有人要求加場。

為此，這本書的主要內容，就是介紹使用滾筒和滾球等簡易工具，「自己」就能紓緩緊繃肌肉的按摩法。不需要特別去健身中心，只看影片也能跟著做的簡單課程，讓各位在家中，輕鬆達到自我照護肌肉和身體健康的功效。

誠心建議各位，每天養成檢視全身肌肉狀態，並適時紓緩僵硬部位，但如果真的沒有多餘的時間，也請至少每天檢查身體哪裡痠痛，並針對該部位進行按摩，以達到自我消除痠痛的效果，避免痠痛疲勞長久累積，最終引起不可預知的可怕疾病。

禹智仁

目錄

CHAPTER 1　比肌肉更重要！
維持健康、體態、活動力的肌筋膜

CHAPTER 2　治痠痛不求人！
肌筋膜伸展按摩操的6大功效

● CHAPTER 3 **20個用滾筒放鬆表層肌肉
的肌筋膜伸展按摩操**

CONTENTS

CHAPTER 4　11個用滾球活化深層肌肉
　　　　　　的肌筋膜伸展按摩操

● CHAPTER 5　8種快速消除日常痠痛的對症 肌筋膜伸展按摩操

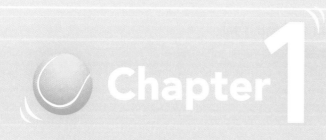

Chapter 1

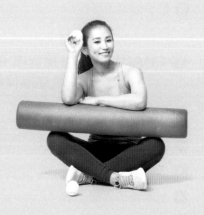

比肌肉更重要！
維持健康、體態、活動力的
肌筋膜

脖子僵硬、肩膀痠痛、頭痛⋯⋯，是現代人的普遍問題。
然而，這些看似「沒什麼」的小病痛，若長期置之不理，
將來就會累積成慢性疲勞，釀成重大疾病。
為此，我們要正視「痠痛」，積極找出解決之道，
而其中的關鍵，就是鬆開打結的「肌筋膜」！

想健康的長命百歲，
先學習放鬆「肌筋膜」

　　生活在高科技時代的我們，因為有更好的技術、更方便的自動化生活，大幅減少了日常生活中需要「勞動」的機會；與5年前相比，現在的生活模式又大幅改變了。現在，只要靜靜坐在電腦前，就能與3000公里外的人聯繫、共享資訊；然而，我們也在這種「不動的生活」中耗盡許多時間。現代人坐在辦公桌前的時間拉長了，甚至整天窩在房間裡不出門走動，也不是什麼稀奇的事情了。

　　為此，腰痠背痛、膝蓋受傷、成人慢性病、筋骨損傷等各種健康問題日漸浮現。不說20年前，只要和10年前相比，現代人活動量越來越少，而這也成了許多大病小痛找上門的原因。

◆ 健康與年齡大小無關，關鍵在「生活習慣」

　　事實上，大部分的健康問題，多與生活習慣有關，而非年齡；我們可以從現在年輕人進出醫院的人數越來越多，獲得驗證。現在無論年紀大小，人人都無法「自由自在」地活動身體，因此，學習幫助恢復健康狀態、找回身體的柔軟度與活力的運動，就越顯得刻不容緩。

　　在現在平均壽命上看百歲的世代，身體一旦出了問題，日常生活也會受到影響，導致人生過得很痛苦。為此，我們需要可以幫助身體順暢活動、不生鏽的健康運動習慣和保養方法。

　　所謂「健康狀況越來越差」，並不只是指爬樓梯時會喘氣、體重增加、肚子突出等狀態而已，而是**當你覺得坐下之後就懶得站起來，或高舉雙手時會感到相當難受時，就表示健康狀態下滑**。這表示，身體已經

出現肌肉發展不平衡、柔軟度下降、核心肌肉（深層肌肉）退化、關節受損等問題。而上述這些問題，都是因為運動不足所致的結果。

對現代人而言，最重要的是運動方法，不是速成見效，而是能「確實每天執行」的運動方法。

變胖之後，才後知後覺為了減肥而拚死命地跳動、用沉重的機器逼自己瘋狂流汗的運動方式，現在已經很少見了；很多人甚至連額外花時間運動都不願意。因此，我們需要的，是能在「日常生活」中就能實踐的簡易方法，不僅如此，除了維持身體健康外，還能維持體態、燃燒體脂肪、防止老化的新運動方式，這才是最實際的解決之道。

◆ 具有多重功效的肌筋膜伸展按摩

你一定會想，如果能靠自己就消除累積的疲勞、或預防疲勞繼續累積，幫助恢復正確體態的習慣，那該有多好呢？為此，因應而生的就是「肌筋膜伸展按摩操」（關於肌筋膜的相關說明，詳見P 31），這是一種施行起來既輕鬆又方便，也可以讓身體越來越年輕的保養法。

肩頸、腰背、骨盆等部位痠痛時，我們都會希望找人來幫忙按一按、捏一捏，但其實只要有兩個在文具店就能買到的網球，或其他大小相近的硬球，就可以在不需要他人的協助下，自己紓緩痠痛、消除疲勞；除此之外，肌筋膜伸展按摩操具有以下4大特徵：

❶ 早晨進行，能喚醒全身肌肉與關節，補充活力，提升專注力。

❷ 下班進行，能讓筋疲力盡如千斤般沉重的身體，變得猶如羽毛般輕盈的痠痛紓緩法。

❸ 平常有運動習慣的人，可用這個運動達到伸展與放鬆的效果，避免肌肉過度使用。

❹ 職業運動選手若為了創造紀錄或提升實力時，亦是能幫助提升
　關節功能的按摩療法，放鬆緊繃肌肉。

　　除此之外，肌筋膜伸展按摩操也具有讓身材變美、預防贅肉增加的
瘦身效果，因為，它能讓僵硬的身體變柔軟、提升新陳代謝，打造不易
發胖的身材。總的來說，這是一種能讓緊張的身體變柔軟的紓緩技巧，
也是在運動前後，幫助矯正錯誤姿勢的必要伸展收操。

　　這確實是一種擁有多重效果，可以用於多種目的的驚人自癒按摩
法，現在就開始為各位正式介紹！

基礎體力不佳，
也能輕鬆駕馭的伸展操

我（禹智仁）身為擁有20年經歷的健身專家，總是在煩惱有沒有什麼更簡易的方法，能讓學員與家人，輕鬆維持體態與健康。基於這份期望，我將過去十年在健身大國德國流行的方法引進韓國。我在德國的健身大會上，認識了在國際上十分流行，結合治療、科學與健康三者的創新課程：肌筋膜放鬆（Fascia Release）。

2012年，我開始學習用滾筒和滾球這兩種簡易工具，刺激表層與深層肌肉，以達到按摩功效的肌筋膜放鬆操，並成為亞洲第一位精通這項技能的健身教練。對我而言，成為這項技能的專業健身教練，受益良多。因為，我的學員都半都是平均年齡60、70歲的長輩們為主，想要請這些高齡的長輩做高強度運動，根本就是不可能的事情。後來，我就將這套肌筋膜按摩法，試用在年齡層較高的學員身上，沒想到獲得極佳的迴響。

我以新羅飯店和樂天飯店的管理階層學員為對象，花了一年的時間指導他們用滾筒和滾球按摩（肌筋膜放鬆），一周兩次、每次50分鐘。結果，不到半個月，大家都異口同聲的地說，身體的狀況大幅改善，血液循環變好，更好入眠，身體狀況是近年來的巔峰；這樣的結果真的令我非常感動。

有人說自己過去肩膀痠痛難受、甚至無法舉起雙手，但才經過一天的按摩時間，就可以高舉雙手，讓他感到相當驚訝，還和家人一起前來表達感謝之意；有一位70多歲的藝人，說他的太太在用滾筒和滾球按摩後，終於可以脫下裝在腳上的矯正器，展開自由自在的新人生，他也

因此成了我的追隨者；而在擔任內科醫師的女兒介紹下前來的70歲學員，一開始連走路都很難受，更害怕獨自出門購物，但她說自從接觸這項運動後，慢性痠痛的問題解決了，現在身體感覺像是要飛起來一樣；本來有代謝障礙，一到晚上就會因為刺痛而難以入眠的知名餐廳老闆，如今也恢復窈窕體態，找回了安穩的睡眠品質。看到這位餐廳老闆的改變，他的朋友們也開始舉辦小聚會，進行小班制教學。

以上這些真實案例的回饋，讓我感受到肌筋膜伸展按摩操的效果，真的非常驚人。

原本彎曲的背部得以伸直，穿衣服更好看；彷彿回到年輕時一般的長輩們、逢年過節時建議公司職員送家人滾筒和滾球的年輕CEO、在高爾夫球比賽中屢創佳績，揮桿力道更好，打出一桿進洞成績的會員，我不斷收到各種來自四面八方的好消息。光靠一個小時的課程就可以消除疲勞，甚至有學員誇張地說這項技巧讓人找回「隱藏的身高」，逗得我們哈哈大笑。

基本上，**肌筋膜伸展按摩操是一種自助按摩療法，因此，能在不需要專家的協助下，隨時隨地，自行按摩紓緩，培養健康好習慣**；我認為，這是肌筋膜伸展按摩操的最大魅力。

◆ 適合各年齡層的自助紓緩按摩

這種按摩操的名聲不斷口耳相傳，導致每堂課都爆滿，想要上課還得先上網預約。新聞媒體、雜誌與大企業員工的健康管理課程都爭相請我前去授課，手機網路雜誌PIKI CAST也介紹了用滾球自我按摩的技巧，光是一星期，「肌筋膜放鬆」專欄的點閱數就突破十萬。

此外，除了三星電子以外的多數企業，這堂課程也成了很受歡迎的領袖健康講座。而原本某跨國企業僅是將這堂課程當成研修期間的短期

特講，後來也為了讓員工更加健康，而改成定期課程，例如：韓華集團減肥計畫將「肌筋膜伸展按摩操」列為基礎課程，美妝產業龍頭愛茉莉太平洋也將此課程放入VB減肥運動對策，讓它成為VB減肥中心的主要必修課程。

　　近來，肌筋膜伸展按摩操也成了取得健身講師執照的重要課程之一。就像獲得心肺復甦術的執照一樣，這些人想要獲取執照的原因，並不只是為了自己，更是為了家人，他們深刻地體認到自身所需，並懂得該如何執行這種自我按摩技巧。無論是全國各地為過勞與慢性疲勞所苦的上班族，或是與課業奮鬥的學生，我認為這是隨時隨地都能照護自己僵硬痠痛身體的最佳方法。

　　基於希望能讓更多人靠著肌筋膜伸展按摩操，養成一輩子自我照護的運動習慣，因此我特別撰寫了本書。希望這套運動，能像過去小朋友靠國民健康操鍛鍊身體一樣，我也希望「肌筋膜伸展按摩操」能成為現代人必修的運動課程之一。

恢復原始健康狀態，
找回窈窕完美曲線

我（金聖珉）開始接觸「肌筋膜伸展按摩操」，是因為40歲之後身體開始出現不良改變，特別是體重的增加。

我發現如果我坐在書桌前的時間，比預期得要久，身體會慢慢地變形增重，且不再像年輕時那樣，只要稍微動一下就能快速恢復原本的體態；或許這正是因為長時間用不正確的姿勢坐著，因此導致身體的平衡開始漸漸崩潰的警訊。

然而，即便我驚覺應該改變姿勢，學會正確坐姿，但卻無法靠運動將歪斜的身體調整回來，各式疼痛仍持續困擾著我。為了紓緩肩頸痠痛問題，我曾經試過三溫暖、按摩等各式方法，但輕盈舒爽的感覺卻只是曇花一現，再也無法回到原先年輕時的健康狀態。身為教導體育相關的大學教授，「健康」曾是我最自豪的，為此，面對這種揮之不去的疼痛感，令我十分不安。

雖然努力運動、強化肌力，嘗試矯正變形身材、左右不對稱的肩膀、駝背等問題，但就像在設計錯誤的鋼骨上塗抹水泥一樣，肌肉是越來越結實了，但莫名的痠痛卻依舊沒有改善，不正確的姿勢以及隨之而來的不適，未減反增。

某天，我終於有機會體驗被稱為「全新伸展法」的肌筋膜按摩。

我無法忘記首次用滾筒與滾球，進行各種不同肌肉放鬆按摩的瞬間：身體變得猶如棉花般輕盈舒適。過去，未曾感受過的姿勢改善與身體狀態恢復效果，著實令我驚嘆不已。不僅如此，當我開始進行這項課程兩星期後，周遭的人都說我「穿衣服變好看了」、「走路的樣子看起

來輕鬆許多」。

　　由於「肌筋膜伸展按摩操」是可以同時改善血液循環、新陳代謝與體態姿勢等，多重效果的按摩課程。藉由此方法而恢復原有身體狀況的我，自然成了「肌筋膜伸展按摩操」的推廣大使，向身邊的人宣傳此課程的好處。那些因日常生活而苦的教授同事、被慢性疲勞糾纏的朋友，以及和課業奮鬥的學生們，我認為「肌筋膜伸展按摩操」是幫助各位恢復健康的根本解決之道。

◈ 現代人都必須學習的自我放鬆課程

　　先用「滾筒按摩」放鬆表層肌肉，再用「滾球按摩」放鬆深層肌肉，就能讓僵硬的頸部變得不再沉重，如此，不僅能讓身體感覺變輕盈，就連肩膀、臀部關節的可移動範圍與柔軟度，都會有顯著的提升。此外，在做其他運動時，動作也會變得比以往更確實，有助提升運動表現。換言之，「肌筋膜伸展按摩操」可以看成是一種動態伸展，在做高強度運動或激烈運動之前，先做這套自我按摩，就能有效預防受傷、提升運動功效。

　　除此之外，**從解剖學的觀點來看，「肌筋膜伸展按摩操」的功效也非常顯著。它能讓骨頭回到原本的位置，使身體更加協調。**就我自己的狀況而言，是讓原本駝背和突出肩膀都回歸原位，走起路來，腳步也變得輕盈許多。

　　我建議各位，在起床後或就寢前進行「肌筋膜伸展按摩操」，其效果更加顯著。於早上做，可以透過此運動，喚醒身體與提振精神，也可以減少早上因為突如其來的大動作，而扭傷身體的意外，可以幫助我們的一天更順利的開始。而於睡前做，有助放鬆身體，促進血液循環，提升睡眠品質。

自從學習「肌筋膜伸展按摩操」後，身體變得更自在舒適了。或許是因為從「總是在意健康」的緊張狀態中解放，因此思考變得更放鬆，不會再去鑽牛角尖了。我認為「學習放鬆」，對於現代每一個人而言，是非常重要的課題；而我認為「肌筋膜伸展按摩操」就是一個可以練習與身體自我對話的最佳方法。

　　其次，在按摩的過程中，音樂也扮演重要的角色，可以協助我們更放鬆。另外，水分的補充也不可或缺。藉由滾球或滾筒的刺激，能讓變狹窄的血管、糾結的肌肉和筋膜舒展開來，進而改善血液循環，加速新陳代謝、消除水腫，對於減肥而言，亦相當有助益。

　　原本糾結在一起的肌肉鬆開了，養分可以更快速地供應給身體組織，身體有了得以恢復最佳狀態的能源，這正是「肌筋膜伸展按摩操」帶來最大的好處。

痠痛，
身體發出的求救訊號

　　肩膀痠痛、手臂產生哪裡不太對勁的不適感時，我們都會懷疑「是不是五十肩？」過去，這種不適症狀，主要發生在50歲的中年人身上，因此又被稱為五十肩，但最近這個症狀，也出現在40歲，甚至是30多歲的人身上。然而，即便出現問題仍，很多人無視痠痛的感覺，想說忍耐一下，或是吃個止痛藥就好，放任不管。

　　事實上，「痠痛」是我們身體的感應器，說得更明白一點，「痠痛」是告知我們身體狀態的訊號。如果放著痠痛不管，認為只要多休息、吃止痛藥或忍耐，而沒有積極採取緩解動作，身體就會更僵硬，甚至導致身體機能下降，進而引發疾病。原則上，這種令人坐立難安的痠痛，正是來自於緊繃糾結的肌肉，諸如：僵硬的肩頸痠痛、腰部痠痛等原因，追根究底都是來自於「肌肉」。

　　因為過勞而感到疲憊，或是因為壓力而使身體狀態變差，亦或是激烈運動後隨之而來的肌肉痠痛，都是因為肌肉裡產生了又厚又硬的肌肉結。**正常的肌肉狀態，應該如橡皮筋般具有彈性，但是一旦肌肉成為肌肉結，其肌肉纖維就會糾結成一團，引起疼痛；**這時，即使拚命做伸展運動，肌肉也不會拉長，無助於緩解痠痛。

◆ 鬆開糾結的肌肉纖維，即可釋放疼痛

　　「產生痠痛」就表示受到壓力的部位，其肌肉纖維長度變短，肌肉變得像肉乾一樣硬梆梆地難以動作。這時，連帶肌肉外層的筋膜也會變硬進而壓迫神經，使血液循環變差，接著便進入痠痛越來越嚴重的惡性

循環。誠如圖❶所示，變得太短或拉太長的肌肉，都無法發揮原本正常的力量與功能。

　　一旦肌肉纖維失去彈性、肌肉變短，原本肌肉與骨頭相連的位置，也就是被稱為肘部（elbow）的手肘或到後腳跟的肌肉，都會因為被拉扯而感到疼痛。而經過肌肉底下的神經也會受到壓迫、纏繞在一起，導致神經所至的部位一起感到緊繃，出現放射痛（刺痛等症狀向外四散）的症狀。為此，手腳刺痛或是後腦脹痛的感覺，多半都是肌肉緊繃、僵硬所導致的問題。

　　因此，唯有把這些糾結在一起的肌肉跟神經鬆開，疼痛感才能得到根本的減緩徹底消除痠痛。而「肌筋膜伸展按摩操」，就是能將僵硬的肌肉結鬆開的自癒紓緩療法。只要我們讓錯誤的肌肉恢復原來的樣子，就能讓活動更順暢、身體的循環更好，恢復健康。

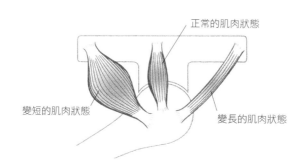

正常的肌肉狀態

變短的肌肉狀態

變長的肌肉狀態

圖1：失去彈性的肌肉纖維

筋膜，
維持體態正確的身體網絡

　　所謂的筋膜，係指包覆肌肉、骨骼、內臟、神經、血管等不同器官的綜合組織系統，也是身體系統中最柔軟的組織。從頭到腳底、從前到後、從皮膚表面到身體深處，像個立體蜘蛛網一樣分布在全身各處。

　　事實上，讓我們得以靈活運動的肌肉構造，是被骨骼和筋膜所包覆，其中筋膜覆蓋全身，就像地鐵路線圖一樣連結在一起，形成看不見的肌筋膜線。從身體後方的腳跟到額頭、從頸部到腰部都連結在一起，甚至在腳後跟的地方，也有著X字形的肌筋膜線（圖❸）。因此，筋膜對於人體而言，或許比肌肉更為重要。**筋膜上不僅有許多能接收疼痛訊息的感應器，更能記憶形狀、維持身體的型態與骨架，確保重要器官能在正確位置上運作。**

　　在穿像絲襪這種有彈性且一體成形的服飾時，想必大家都曾有過如果哪裡被勾住，就會從頭到腳都不舒服，連站直都有問題的經驗吧？同理，遍布於全身，對於緊繃和動作都相當敏感的隱形肌筋膜線，就像透明的絲襪，只要哪裡失去平衡，或是哪裡被拉扯，就會變得更緊繃，進而讓身體感受到不知名的疼痛與不適。

　　為此，在按摩筋膜時，請想成是把打結的頭髮或絲線梳開吧！（圖❷）或者，將筋膜聯想成在剝煮熟的雞蛋時，黏在蛋殼內側那層薄薄的白膜，也可以想像成在切肉時，肉與肉之間黏在一起，透明狀的薄膜，這樣，或許能幫助各位勾勒出筋膜的真面目。

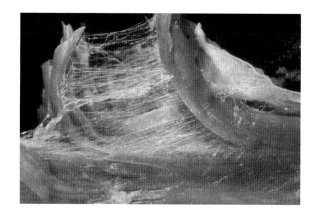

圖2：猶如蜘蛛網般的筋膜

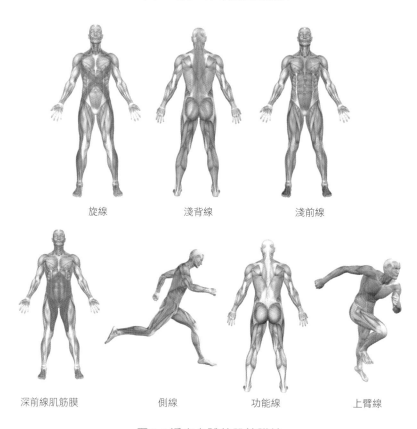

旋線　　　　　　　　淺背線　　　　　　　　淺前線

深前線肌筋膜　　　　側線　　　　　　功能線　　　　　　上臂線

圖3：遍布身體的肌筋膜線

放鬆表層肌肉與深層肌肉，
找回身體的平衡點

　　我們的人生是連續不斷的緊張、壓力，反覆出現，但這裡的緊張壓力不單只是指心理狀態而已。我們緊張時，肌肉也會跟著進入緊張狀態。無論是因為職業所需而進行的生理勞動，或是日常生活中的動作、靜靜坐著等，肌肉都持續運作著，不斷接受各種緊張的訊息。不光是在做運動或是從事休閒活動時，其他像受到壓力等精神上的壓迫時，我們也可以從肌肉僵硬、糾結的狀態得知心理狀態。

　　舉例而言，如果是一直加班的上班族，那肯定沒辦法每天消除疲勞，疲勞感甚至會不斷累積。很多人不知道消除疲勞的方法，或是疲勞一旦累積，就會覺得大概是工作太累，而漸漸感到麻痺，使體內的疲勞與日俱增。問題是，這種持續不斷的緊張，會使骨頭歪掉進而壓迫神經，而這些問題就會以僵硬、痠痛的方式表現，進而使我們感到難受。

　　原則上，肌肉的功能與運作方式，就是重複「收縮」與「放鬆」。一邊的肌肉收縮，另一邊的肌肉就會放鬆，關節的運動亦是如此。換言之，在做需要用力、維持姿勢、推、拉等動作時，都是靠肌肉的收縮與放鬆完成的，兩者缺一不可。然而，不論是動太多或都不動，皆會引發肌肉痠痛（圖❹）。

　　基本上，**對於現代人而言，一般的肌肉痠痛，都是因為「疲勞」所致而肌肉受傷，其次才是鮮少運動，所造成的肌肉僵硬痠痛。**

　　為了預防坐式生活帶來的肌肉與骨骼疼痛，正確的姿勢比什麼都重要，但即便我們知道正確的姿勢有多重要，卻從未學過什麼才是正確的姿勢。一般人只知道要讓背部伸展開來、要站直的話會需要對肌肉施

力，但並不知道要如何施予並維持正確的力量——也就是讓肌肉收縮、讓肌肉進入另外一種緊張狀態。

　　為此，如果只是隨意動作，無法專注施力在維持姿勢的深層肌肉上，不知不覺間姿勢就會變得不正確。從結果來看，我們可以說痠痛的原因，就是因為長期錯誤的姿勢與壓力所致。為此，我們必須要打造一個不會因瑣事而緊張的環境，讓肌肉保持平衡，才能讓姿勢自然恢復到原始的健康狀態。因此，我們必須要先找出讓肌肉變短的原因，徹底紓解該處緊張，再將錯誤的姿勢矯正回來。同時，也要消除下意識的精神緊張狀態，學習自我放鬆。

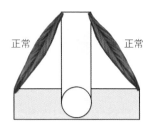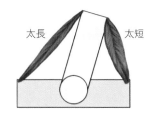

正常　　正常　　太長　　太短

圖4：正常的肌肉與失衡的肌肉

　　肌筋膜伸展按摩操，是無需借助他人的幫忙，靠自己的雙手就能消除疲勞，所開發出來的簡易按摩法，可當作是現代人對付疲勞與痠痛的應變措施，也可以說是一種自我保健的方法。就像我們要每天洗頭、每天洗澡一樣，疲勞也要每天消除。若能自己即時處理這些痠痛的問題，就不會累積成慢性疲勞。一旦我們學會如何解決過度緊張的問題後，痠痛自然就會消失，不良姿勢也會自然改善，也可以從每天早上都覺得緊繃僵硬的狀態中解放出來。

◆ 放鬆深層肌肉，徹底解放痠痛

　　肌肉大致可分為兩類，彼此扮演著不同的角色。**一種是幫助身體完成「力量」與「速度」的表層肌肉，另一種則幫助身體維持「動態平衡」的深層肌肉**；但無論做什麼動作，這兩種肌肉都是成雙成對、相輔相成，同時作用。

　　為了讓體力和柔軟度提升時所鍛鍊的肌肉，主要是雙手可以摸到的表層肌肉，也就是表層肌肉（Global Muscle）。這些表層肌肉，主要負責跑、推、拉、起立等動作，調節角度與力道的肌肉。然而，表層肌肉容易疲乏，因此我們平常所謂的肌肉疲勞感，大都是表層肌肉所致。

　　至於維持我們的身體和姿勢穩定，可以長時間保持靜態肌肉，則稱為深層肌肉（Local muscles），其負責扮演抵抗重力、維持姿勢、保持平衡，是靠近骨頭，位於身體深處的肌肉群。深層肌肉對壓力較為敏感脆弱，因而容易變短的肌肉大多屬於深層肌肉，為此，也屬於特別需要放鬆的肌肉。

　　舉例來說，保持身體姿勢穩定不變的核心肌群中，負責維持姿勢的深層肌肉是腹橫肌、多裂肌、橫膈膜、骨盆肌，負責動作的表層肌肉則是腹直肌、腹斜肌、脊柱起立肌，這些肌肉彼此相互合作，以使骨盆和腰保持穩定。

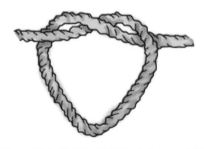

圖5：肌肉纖維打結導致痠痛的示意圖

通常在讓深層肌肉活化後，就也要讓表層肌肉運動，這樣才能做出正確的動作與姿勢，但如果深層肌肉不夠發達，只是一直讓表層肌肉動作的話，這樣有力的表層肌肉所做出的動作就會破壞平衡，使腰部肌肉緊張，最終導致深層肌肉痠痛。有些熱衷鍛鍊六塊腹肌的年輕人，經常因為腰痛跑醫院的原因，正是因為他們只鍛鍊表層肌肉的緣故。

一旦「姿勢維持肌」和「運動肌」失衡，就會因為姿勢不穩定而使深層肌肉的疼痛問題加劇，進入肌肉失衡更加嚴重的惡性循環。

平時總是駝著背、拉長肌肉的姿勢長時間坐著的上班族和學生，多半都為表層與深層肌肉失衡所致的痠痛所苦，但大多數的人只把這當成是「因為太累了所以才不舒服」看待。

不僅如此，如果精神上的壓力沒有排解、不斷累積，也會使肌肉受傷，進而讓肌肉內的鈣質濃度調節發生異常，導致肌肉纖維產生像繩結一樣的阻塞（圖❺）。按壓這些阻塞的地方時會痛，這就是肌筋膜疼痛症候群（myofascial pain syndrome）的成因。

為此，對現代人而言，學習痠痛照護是每個人不可或缺的基本認知。本書就是教導大家使用滾筒和滾球，輕輕放鬆每天因為不同環境、不同動作、不同壓力而打結的深層肌肉，進而消除痠痛的方法。

按摩前，
請先檢查身體狀態

　　開始前，讓我們先來檢視一下自己的身體狀況，並比較用滾球放鬆腳底筋膜後的差異。首先，檢視一下身體的筋膜狀態和柔軟度，並準備一顆滾球，測試一下按摩帶來的效果。

◆ 檢視身體的柔軟度

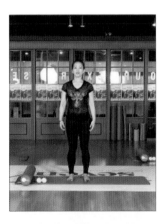

❶ 首先，雙腳站直，膝蓋朝向正前方。雙手自然垂放在身體兩側，肩膀和脖子放鬆。

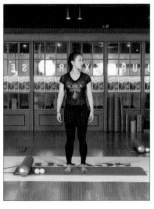

❷ 維持這個姿勢，將頭部往右邊轉動。利用牆上物品的位置，確認自己的頭部大概可以轉到哪個程度。

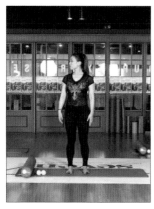

③ 將頭部轉回正前方，接著再轉向左邊。慢慢地轉動脖子；注意，上半身保持面向前方不轉動，感受一下脖子的緊繃感。同樣地，利用牆上物品的位置確認頭可以轉到哪個位置。

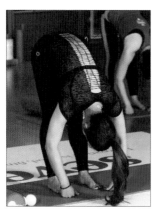

④ 接著上半身往前彎。目標不是讓雙手碰到地板，而是感受一下頸部後方、腰部後方、臀部後方、膝蓋後方，哪個部位最緊繃，瞭解全身肌肉狀態。

Dr. 金的小提醒

　　筋膜，是由「水分」和「膠原蛋白」構成，只要多按壓它，就能刺激其膠原蛋白增生，保持水分彈性。但一般的伸展按壓，只能按摩肌肉，無法觸及筋膜。唯有透過局部「滾壓」的方式，才能將身體結成一團一團的筋膜結打開。

　　感受完全身的肌肉狀態後，現在，請拿起一顆滾球，放在腳底下，慢慢地一根一根滾動腳趾、紓緩筋膜。進行時，若重心不穩，可以雙手插腰，並保持自然呼吸，切勿憋氣，透過反覆吸、吐的過程中，將疲勞與老廢物質排出體外，感受前所未有的通體舒暢！

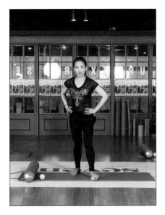

◆ 滾球腳底筋膜放鬆

① 準備一顆滾球。雙腳前後站開,慢慢地移動重心,將70%的體重移往前面的右腳。順著腳趾的肌肉線條一邊按壓,一邊推動滾球,充分地放鬆腳底肌肉和筋膜。

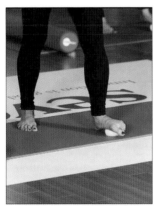

② 順著足弓的形狀縱向、橫向按摩,在覺得特別痛的部位停留。在該部位停留10～30秒並輕輕按壓。輕輕按壓的目的,是刺激血流,進而消除肌肉緊張,達到促進血液循環、供應氧氣、代謝廢物的效果。

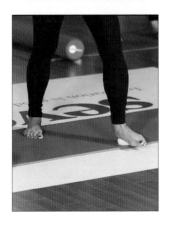

③ 將整顆滾球踩在腳底按摩約1分鐘,徹底紓緩足底筋膜。

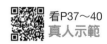

看P37～40
真人示範

◆ 再次檢視身體狀態

CHECK 1　一隻腳充分放鬆後再站直，再慢慢閉上雙眼，比較一下按摩過的右腳與左腳的差異。你會發現，按摩過的右腳會變得像棉花一樣輕盈，感覺好像只剩下一隻腳一樣。感覺就像體重輕了4公斤一樣，全身的重量和體積有了截然不同的改變。

CHECK 2　雙腳都按摩過後再次站直，接著再做一次一開始檢驗身體狀況時做的動作。身體一樣固定不動，頭部往右轉。你會發現頭可以轉得比按摩之前更後面了。接著，將頭再次往左邊轉，就會發現脖子變得比較輕鬆，可轉動的範圍也變大了。

◆ 放鬆腳底筋膜，立即提升柔軟度

雙腳由26塊骨頭和100條以上的肌肉與韌帶組成，負責維持身體平衡與安定，也負責吸收體重與地面碰撞的衝擊力。但隨著老化與疲勞，腳底吸收衝擊力道的功能會變差。除了痠痛，嚴重時腳跟、腳背也會疼痛，甚至變形。

想像一下，如果將T恤的下擺打結往下拉，T恤肩膀的位置就會起皺摺吧？其實，放鬆腳底筋膜的原理亦是如此。一般人以為，肩膀痠痛是肩膀肌肉的問題，殊不知，只要放鬆下半部打結在一起的肌肉和筋膜，就能連帶放鬆上半身。因為人體的筋膜是一體的，先從最容易疲勞打結的腳底開始放鬆，自然就能同時紓緩其他部位。

若能立即消除疲勞與痠痛，我們就沒有時間變老。

早上起床或睡覺前，

試著訂出一個時間，每天自我按摩保養，

不必每個動作都做，一天只要5分鐘，

為了自己的身體健康，養成「好習慣」更重要。

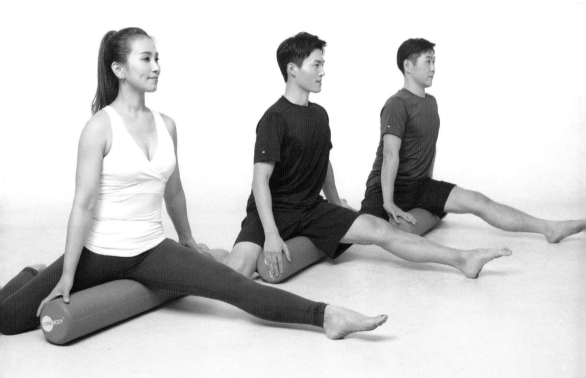

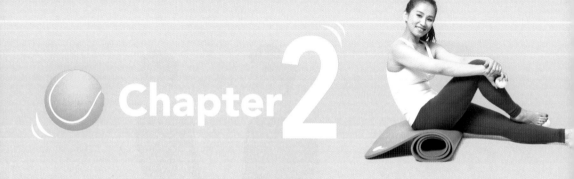

Chapter 2

治痠痛不求人！
肌筋膜伸展按摩操的
6大功效

現代人的基礎體力不佳，很多人連基本的有氧運動，
做起都會氣喘吁吁，很快就放棄了。
即便如此，也不能單靠改變飲食，就期望擁有充沛的體力。
為此，讓我們透過按摩包覆著全身的肌筋膜，
徹底放鬆身體、刺激深層肌肉，重拾健康活力。

消除慢性疲勞，
身體更輕盈自在

忙碌的上班族，多半都是下班後直接攤在沙發上，什麼事情也不想做，只想好好睡一覺。然而，這樣的作法，不但無法徹底消除疲勞，甚至會更「累」。事實上，「疲勞」是因為細胞內的氧氣不足，光靠睡眠，是無法補足細胞所需的氧氣。

不知道各位是否發現，經常睡了一整天「補眠」，不僅體力沒有恢復，甚至還會覺得更疲憊、無力。事實上，**唯有「運動」才能讓氧氣快速進入細胞、消除慢性疲勞，重拾活力。**

現代人的臀部、膝蓋、肩膀等各處關節，幾乎是閉合的，為什麼呢？因為平日鮮少活動，一般的日常行動中，也只會小幅度開合，因此這些部位的淋巴是停滯不動的。

舉例而言，很多人經常維持同樣的姿勢一整天，使體內的廢物無法流動，因此，伸展鼠蹊部（骨盆與腳連接的部位）、腋下、膝蓋後方等部位的姿勢或伸展按摩，能有效刺激淋巴循環。但如果是基礎體力不好的人，或總覺得身體像千斤般沉重，連做個動作都覺得難受，便一定會很害怕去做運動。因此，在我看來，找藉口推託不做運動，其實不能完全怪罪於個人的懶惰或意志力不佳，而是在不知不覺中，讓「身體害怕運動」。

◆ 按摩也是一種運動，可活化深層肌肉

我認為「一天至少花1小時做運動」，實在是太脫離現實了。對於現代人而言，真的是工作太多，時間太少，根本就沒時間運動，以至於

即使開始運動也很難維持，養成習慣。此外，就算有雄心壯志想開始運動，大多人也只是一個勁地做伸展，而且只做一次就不再繼續，如此，運動效果便只是一時的，無法長久。

　　相反地，只要每日花一點時間按摩，慢慢修復被拉長、縮短的肌肉、解開打結的筋膜，就能得到和運動一樣的驚人效果；原本感到沉重的四肢，不知不覺間變得像羽毛一樣輕盈，血液循環與氧氣供應變順暢，疲勞也不再堆積。

　　試試看吧！開始養成每天早晚先用滾筒按摩放鬆僵硬的肌肉，再用滾球針對激痛點，徹底紓緩疼痛疲勞。「今天的疲勞，今天就消除」，如此就能和不斷累積的慢性疲勞和痠痛說再見。

維持基礎代謝率，
培養不復胖的易瘦體質

肥胖，是需要管理的疾病；然而，若只靠減重，並無法徹底解決肥胖問題；基本上，導致肥胖的最大原因，是壓力。龐大的壓力會使交感神經興奮，促進皮質醇此種壓力荷爾蒙分泌，進而刺激食欲使人暴飲暴食，讓腹部脂肪大量堆積、身材走樣。不知道各為是否發現，每當壓力大時，就會對每件事都感到厭煩，連動都不想動，正是這個原因。而輕鬆解決壓力的最佳方法，就是肌筋膜伸展按摩操。

我們可以**按摩打結的筋膜，藉由「放鬆」來消除壓力**。試著打開緊繃的胸部、放鬆沉重的頭部，採取放鬆的姿勢躺在滾筒上，就可以感覺到呼吸變穩定，心情也變的比較自在了。而且原本僵化的肌肉放鬆後，血液循環也會跟著變好，提高體溫。體溫一旦升高，就能促進新陳代謝，使體內的廢物更容易排出，體脂肪也不會一直堆積在體內，打造良性循環，消除壓力，身體自然能培養成易瘦體質。

◆ 提升專注力，工作更有效率

此外，短時間內放鬆筋膜，還能使敏感的交感神經變安定。交感神經分布的位置，是從位於胸部的脊椎開始至上腰處，是遍布於內臟的神經。交感神經可以使心臟快速跳動，也會使血管收縮、瞳孔放大。交感神經如果不安定，可能會使人因壓力而罹患焦慮症、憂鬱症等。

進行「肌筋膜伸展按摩操」後，很多人都表示專注力提升，工作效率更佳，而這些人現在都能在充滿活力的日常生活中，維持身體健康。

改善下半身浮腫不適，
幫助矯正姿勢

　　現代人身材浮腫的情形越來越嚴重了。不論是整天以相同姿勢坐在書桌前的學生，或是久坐電腦桌前的上班族，都在尋找自己生病、浮腫或肥胖的原因是什麼。

　　基本上，長時間坐在椅子上不動，血液循環當然會出問題，進而導致從小孩到老人，每個人都有的普遍痛症：肩頸僵硬、腰部難以伸直、膝蓋痠痛、腳踝浮腫痠麻等。

　　而這些身體上的不適，不僅會造成我們的身材走樣，還會使我們的專注力下降，對課業、工作帶來極大的影響。

　　身體某個部位淤塞不通，就意味著身體循環變差、肌肉或筋膜打結等問題已發生。同理，若能將「身體的結」或「淤塞」的部位疏通，就能讓浮腫，甚至連痠痛都一併改善，更能矯正姿勢，重拾良好體態。

◆ 打開身體的結，恢復順暢循環

　　事實上，一旦身體某部位淤塞或打結過久，不僅會導致體態變形，甚至連健康狀況也會出現問題。

　　舉例而言，骨盆一歪斜，我們身體的重心也會跟著偏移，不只髖關節會歪掉，甚至連腳也會跟著變形。此外，如果習慣用左右不對稱的姿勢生活，除了骨盆歪斜，也會使下半身循環變差，成為脂肪堆積、變胖的原因。而「肌筋膜伸展按摩操」，就是能每天紓緩緊繃的肌肉和筋膜，就能讓我們擺脫浮腫，慢慢矯正姿勢的有效按摩操。

促進血液循環，
預防老化、橘皮組織增生

運動，是維繫健康最好的良藥。它能讓身體的血液循環變好，預防癌症等疾病，使我們活出無病痛的長壽生活。

本書所介紹的「肌筋膜伸展按摩操」，不僅可以放鬆僵直打結的肌肉、提升身體柔軟度，更可以改善血液與淋巴循環。只需利用簡單又便利的按摩操，便能刺激身體的血液循環，無需費力跑跳、流汗，是一個不分男女老幼，每一個人都能輕鬆駕馭的自我健康管理法。

◈ 有助活化膝蓋靈活度，走跳更輕鬆

如果你從現在起，決定要變健康，那麼一定要做些「努力」，幫助自己達成目標。

我的建議是，如果早上選擇可快速提升活力、增加體力的高強度運動，那麼，傍晚就試著做可以改善血液循環、放鬆身體的肌筋膜按摩吧！當天的疲勞當天消除，我們就沒有時間變老了，更能體驗到每天慢慢變年輕的神奇效果。

有人說，**在這個高齡化時代，決定人生品質高低的不是金錢，而是膝蓋**，而這不僅僅是老年人的問題而已，被生活習慣病所苦的中壯年層也適用。老後，是否能隨心所欲地活動身體，成了現代人最大的課題。即便生理年齡能活到100歲，但若從70歲開始就得躺在床上，30年來過著動彈不得的生活，那這樣的長壽幾乎等同災難。真心希望肌筋膜按摩操，能像過往的國民健康操一樣，培養人人每天自我保健的習慣。

改善痠痛疲勞，
提振精神與體力

　　若希望人生充滿快樂與活力，那麼「提升基礎體力」是必備的。基礎體力好，就能提升做事效率，讀書時專注力也會提升，還能讓人常保心情愉快。

　　「健康的身體，能帶來健康的心靈」，是一句老生常談。我們都知道，一旦有了體力，身心都猶如重生般更有活力；但如果只是下定決心要提升體力，卻沒有實際作為，那麼體力也就永遠無法提升了。

◆ 長久累積肌肉疲勞，會降低抗壓能力

　　然而，只要長時間做「肌筋膜伸展按摩操」就能矯正姿勢，同時恢復肌肉的平衡，當然也有助提升體力。如果近來經常沒來由的不安、神經質、鬱鬱寡歡，我建議各位務必檢查一下自己的體力是不是變差了。基本上，生活不規律、過度加班、嚴重壓力，以上都有可能是「體力變差」的原因。

　　如果體力下滑、基礎體力變差，對於壓力也會比較敏感，專注力和耐力也會比較差，以致在「體力下滑」和「無法負荷壓力」的雙重惡性循環中，破壞身體健康。為此，**我認為「培養體力」這件事，其實就是提升生活品質的重要關鍵。**

　　想要提升體力，首先要做的不是瘋狂的運動，而是放鬆肌肉，解決痠痛問題（圖❻）。尤其，放鬆深層肌肉，比放鬆表層肌肉更為重要。先放鬆位在身體深處、協助維持姿勢、對抗重力的深層肌肉，就能使其得以和表層肌肉達到平衡，讓肌肉找回原本的功能、恢復彈性，自然就

能消除蓄積已久的痠痛問題，使身體快速恢復至最佳狀態。

　　想要小孩子一樣，享受不會累、體力絕佳的日常生活嗎？「肌筋膜伸展按摩操」絕對能幫助各位重拾活力！

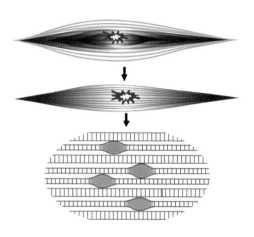

圖6：引發肌肉激痛點的局部放大示意圖

改善睡眠品質，
提升專注力

　　為了維持充沛的精神與活力，我們要從身體開始，消除肌肉疲勞，並減少過度的壓力，如此身心才能平衡，對心理的健康亦有幫助。為此，就算肌肉只是打了一個小小的結，我們也要徹底解決，因為一旦放久了就會變成慢性病痛，最後甚至威脅到身心健康。

　　舉例而言，頸部僵硬，就足以影響腦部的氧氣供應，使血管受到壓迫。一旦精神狀態變差、抗壓性下降，人就會變的虛弱無力，進而使得判斷力、思考力、專注力跟著下降，甚至可能造成憂鬱症、焦慮症等問題，以上，都是肌肉僵硬緊繃所致，連帶刺激到神經、影響心理狀態的連鎖反應。

◆ 紓緩副交感神經，情緒更穩定

　　面對每天接踵而至的壓力而緊繃的身體，如果能靠自己的力量放鬆，減少頸部和脊椎的負擔，那心情或許也會變得輕鬆、呼吸也會更穩定、副交感神經也會比較活絡吧？沒錯，肌筋膜按摩，正是能幫助各位自我排解肌肉緊繃的最佳方法。

　　由於**副交感神經能幫助我們進入更深沉的睡眠，因此，我們可以藉由按摩，解決因長期累積的疲勞而導致的肌肉痠痛，進而獲得更好的睡眠品質**。如此，不僅更容易消除疲勞，也能重新找回日常生活中的活力。很多人都在學習肌筋膜按摩後，重新找回原本的專注力。不僅如此，還能減少腎上腺分泌的壓力荷爾蒙皮質醇，進而解決萬病根源的「壓力」問題，重拾活力與自信。

肌筋膜按摩的
3大基本原則

● RULE ❶　隨時隨地有規律的進行

　　原則上，這項運動沒有場地限制，只要能鋪瑜伽墊的地方、溫度適中且空氣流通的小空間，無論是哪裡，都可以進行，也可以同步使用滾筒和滾球按摩。而在不同時間進行，還能獲得不同的成效。

起床後　早上起床後可先躺在床上，將背部靠著滾球或滾筒滾一滾，就可以用猶如棉花般輕盈的身體，展開全新的一天。

睡覺前　在結束一天的工作、心情比較放鬆時進行，能輕鬆地按摩全身。如此，不僅能消除失眠問題，更能提升血液循環、幫助入睡，第二天早上起床後會覺得更加神清氣爽。

休息時　因為工作或學業而精神疲憊、雙眼模糊不清、背部或肩膀僵硬痠痛時，千萬不要置之不理！如果能針對該部位即時按摩，便能馬上獲得改善，還能省下未來到醫院報到看診、拿藥的金錢與時間，防範於未然，常保健康。

規律進行　若想要矯正錯誤的姿勢，那就要找出在日常生活中，不知不覺間變僵硬，使肌肉變短而引發痠痛的部位。為了治療與再生，我們需要更確實的保養，建議可以像吃飯一樣，每天在固定的時間進行，效果更佳。

運動前伸展　登山、踢足球或打棒球前所做的熱身準備，我建議也可以使用滾球按摩。它能徹底讓僵硬的關節和緊張的肌肉放鬆，預防運動

傷害。若是沒有運動習慣的人，其腳踝、腰、膝蓋都很容易受傷。這時，如果能先用滾球按摩一下，就可以保護我們的身體免於受傷。尤其是運動選手，按摩過後的整體表現、速度和肌肉爆發力都會變得更好，比賽成績也會大幅提升。

運動後收操 運動後，因不斷重複的動作與過度使用，而造成的肌肉失衡和疲勞，必須馬上紓緩。尤其在高強度運動後隨之而來的肌肉痠痛、運動完後覺得大腿短暫變粗等問題，若能馬上處理，運動後的隔天就不會覺得痠痛難受，降低運動疲勞。

● RULE ❷ 慢！輕！柔！

放鬆身體這件事，就猶如「指壓」般按摩筋膜，能使僵硬縮短的肌肉，恢復至原本的長度與彈性。不僅如此，還能讓肌肉變強健，找出單靠伸展運動無法解決的痠痛成因，恢復筋膜原始的健康狀態。

如果經常縮著脖子或駝背，長時間採取錯誤的姿勢，便會讓筋膜緊張或承受極大的壓力，容易發炎破損。為此，平時就應該透過筋膜紓緩按摩，矯正姿勢與動作，一有空就徹底按摩放鬆。

「肌筋膜伸展按摩操」是利用以下這兩種工具達到紓緩狀態：放鬆僵硬打結的肌肉，改善肌肉與筋膜的狀態。如此，不僅能使我們做出更自然的動作，也可以矯正錯誤的姿勢，不再受痠痛所苦。

滾筒 用滾筒輕輕地滾一滾疲勞部位，就可以在短時間內紓緩壓力、解決慢性疲勞。我建議在肌肉緊繃處前後滾30～60次，或持續滾1～2分鐘，直到不適感已消除約50～75%。

`滾球` 若滾完之後仍覺得痠痛，就再用滾球，徹底解放吧！在超市就能買到的網球就是不錯的選擇，或其他相似大小和硬度的球類亦可。利用自身的體重輕輕施加壓力即可，建議越痠痛的地方，就越要深入地按壓，讓氧氣和養分得以進入，如此，才能讓受傷的肌肉快速再生。我建議，找到痠痛的部位後，可以重複按壓該部位30～90秒，直到疼痛降低為止。

RULE ❸ 遵守禁止事項

`強度與時間` 按摩不是越強、越用力就是好的。大力快速地按壓可能會有一瞬間舒服感、覺得糾結的肌肉被按開來，但那只是錯覺。因為，過於用力的按壓會產生反作用力，不僅無法消除緊張，更可能導致瘀青或疼痛加劇。為此，請以體重的重量為主，配合緊繃的程度調整按壓的時間與強度。

`自然的呼吸` 按摩時要配合輕緩的呼吸，讓血液循環和氧氣得以順利供給。感受到突如其來的疼痛時，我們都會下意識地憋氣，這是非常不好的習慣。吸吐時，請透過緩慢的深呼吸讓痠痛隨著吐出的氣息消失，不要一下子就把吸進來的氣全部吐掉。此外，也要搭配讓身體覺得舒服的呼吸頻率，專注在按摩的部位，這樣才能紓緩身心緊張、讓身體恢復與再生。

`按摩的部位` 請避開骨頭，例如腹部上方的肋骨，或膝蓋骨等。

`不可按摩的對象` 骨質疏鬆症、椎間盤受傷、各種急性疼痛患者、血栓症、高血壓、柔軟組織風濕症、肌纖維痛、人工關節（髖關節、膝關節）、惡性腫瘤、敏感性皮膚癌、骨髓炎、心臟病等患者，都是不能按摩的對象；若欲進行，請先向醫師諮詢確認後再進行。

開始前，
請先準備以下物品

　　請先準備瑜伽墊、滾筒以及兩顆滾球。至於地點，只要地板溫暖，或有一個溫暖的空間，就可以隨時隨地進行按摩。如果能穿上寬鬆舒適的衣服，再搭配舒適柔和的燈光和音樂，營造舒適輕鬆的空間，按摩效果更好。

　　物理治療師和復健治療師們用來治療患者的滾筒和小圓球，都是經濟實惠又攜帶方便的工具，利用自己的體重，放鬆身體各個部位僵硬打結的肌肉與筋膜，進而達到伸展的效果；還能使痠痛的部位徹底放鬆紓緩，刺激原本虛弱的肌肉，幫助其恢復原本的健康功能。

● 滾筒

　　是長約91公分，寬、直徑約15公分的圓筒形狀，泡棉材質相當輕巧，放在家中或辦公室都不會太佔位置，放在車廂裡也沒什麼大問題。近來，市面上有販售各式各樣大小的滾筒，可見其相當熱門。

　　用滾筒伸展的最大好處，就是能立刻發現自己身體不平衡之處。因為在身體靠上去的瞬間，就可以馬上感覺到某些地方疼痛、不適，

只要立刻針對那些部位按摩就可以了。我建議，找出腫大、緊繃的部位耐心按摩，很快就能消除疲勞恢復健康；亦有矯正姿勢、提升柔軟度的效果。此外，在做高強度運動前，先以滾筒稍微按摩，運動時肌肉就會比較放鬆，幫助做出更正確的姿勢，也能預防受傷。

● 滾球（網球）

球狀物品，可以按摩到位於表層肌肉底下，接近骨頭的深層肌肉，也就是無法正確指出在哪個位置，但就是感覺身體裡面哪裡不舒服的地方，而滾球就是用來放鬆、按摩這些深層部位所使用的工具。使用球類按摩時，要輕輕地按壓覺得痠痛的部位。

很多人的按摩只停留在表層肌肉，而未確實按壓至深層肌肉，身體的痠痛問題就無法確實獲得緩解。為此，比起讓別人來幫你按壓痠痛部位，不如利用滾球和自己的體重按摩，效果更好。為此，我建議先用滾筒放鬆表層肌肉後，再用滾球按摩深層肌肉，雙重放鬆。

滾球可以用高爾夫球、網球等各種球類，但我還是推薦不會太冰冷又不會太硬的網球。

網球取得容易又便宜，放在客廳、辦公室等各個地方都不會很突兀，隨身包裡面也可以放一個，用途非常廣泛。另外，也可以把兩顆網球綁在一起，變成像花生一樣的形狀拿來按摩；也可以用運動用品店賣的按摩用球或橡膠材質的曲棍球取代。

● 瑜伽墊

　　比起在冰冷的地板
上直接按摩，我建議各
位鋪一塊瑜伽墊再開始按
摩。如此，不僅滾球的位置比
較不會移動，進行時也會比較穩
定、舒適，也能避免碰撞受傷。
　　事實上，瑜伽墊能避免體溫下降，保護頭部、手腳和膝蓋等關
節，預防受傷。如果沒有瑜伽墊，也可以用薄毯子代替。

● 溫開水

　　按摩前後都要喝水，如此可以幫助血液循
環，加速消除疲勞，讓身體更快恢復到最舒適
的健康狀態。
　　但如果水分不足，疲勞物質就會堆積在身
體內，使身體僵硬，進而使我們受慢性疲勞所
苦。人體的肌肉必須有75%以上是水，才能讓
肌肉飽滿結實，全身充滿彈性。不僅如此，質
地類似膠原蛋白的筋膜是親水性的，透過按摩
促進肌肉與筋膜再生，也要搭配充足的水分，
才能讓效果發揮到最好。

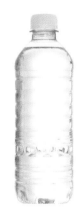

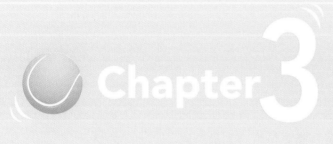

Chapter **3**

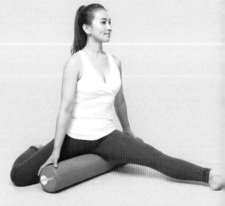

20個用滾筒放鬆
表層肌肉的
肌筋膜伸展按摩操

本章要教導各位利用滾筒的肌筋膜按摩。
它能有效消除肌肉緊張、慢性疲勞並矯正姿勢，
還能增加關節的可動範圍，使我們的動作更流暢。
同時，也可改善五十肩、肌肉僵化、肌筋膜炎等問題，
若在運動前後進行，則可幫助消除肌肉疲勞、預防受傷，好處多多。

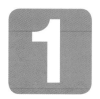

FOAM-ROLLER RELEASE

躺姿頸部按摩

● **CHECK** 雕塑頸部線條、放鬆後腦杓的枕骨下肌

枕骨下肌是支撐後腦杓的肌肉，若經常感到頭部或頸骨僵硬，就表示這個部位的肌肉過於緊繃。此外，後腦杓是頸椎神經的起點，也是頭髮生長的界線，積極放鬆這個部位，可讓總是低著頭、脖子維持緊繃狀態的上班族與學生，徹底放鬆。現在，讓我們透過這個按摩，放鬆頸部周遭僵硬的肌肉，同時解決頸部僵直的問題吧！

● **POINT** 按摩＆伸展重點

將滾筒枕在頭髮下緣與頸部交界處的頭骨下方，注意脖子不要過度後仰。

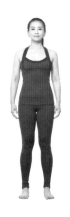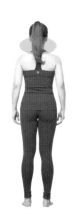

—— Dr. 金的小提醒

位於身體最頂端的頭部，重量約有4～5公斤，對頸骨而言是相當沉重的負擔，這也是我們經常會感頸部疲勞僵硬的原因。為此，若能徹底按摩伸展該處肌肉，就能讓我們全身放鬆。

看P60～69
真人示範

1 準備姿勢 滾筒放在身體正下方，以頭部和頸椎為支撐點，輕輕躺下。將後腦杓的枕骨靠著滾筒的上緣，找到重心後穩定姿勢（用滾筒撐著後腦的感覺）。雙手掌心向上，自然地放在身體兩側，膝蓋彎曲、雙腳打開略比骨盆寬些，雙腳踩穩，固定不動。

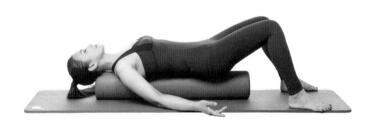

2 深呼吸，輕輕閉上眼睛，放鬆身體，將注意力放在枕骨（不要用鼻子呼吸，要用腹式呼吸法），停留約30秒～1分鐘，直到頸部放鬆為止。接著，再慢慢地左右轉頭，若覺得其中一邊特別緊繃，請停留在該處，確實伸展按摩。

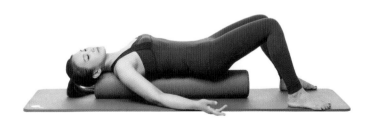

FOAM-ROLLER RELEASE
躺姿胸背按摩

● **CHECK** 放鬆胸大肌和胸小肌，美化胸腺

當胸悶或呼吸不順時，建議躺上滾筒按摩就能立刻紓緩緊張感。這種按摩感覺，就猶如被人用雙手一直往前推一樣，能將僵直肩膀、駝背以及胸部周遭緊繃的肌肉，恢復至原來的長度，重新找回正確的姿勢與體態。

● **POINT** 按摩＆伸展重點

靜靜躺著專心深呼吸，會發現每次吐氣時，都能感受到緊繃的胸部肌肉慢慢鬆開，通體舒暢。

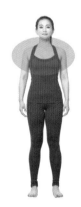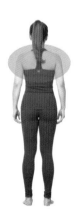

 ——— Dr. 金的小提醒

躺在滾筒上時，要避免讓腰部懸空，以免受傷，為此，請務必將肚子內縮，腰部輕輕地貼服於滾筒上，如此，按摩的效果會比較好。

方法1　紓緩背部肌肉

1 頭部和尾椎緊靠滾筒，慢慢躺下，雙手掌心向上，自然擺放於滾筒的兩側，膝蓋彎曲、雙腳打開略比骨盆寬些，雙腳踩穩，固定不動。用背部的力量，左右滾動滾筒，慢慢按摩背部，持續30秒～1分鐘。

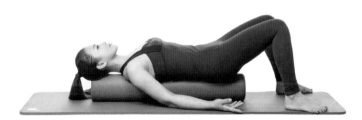

方法2　單側胸大肌按摩

1 將左手臂往側邊伸直，重心移往左手背上，輕輕扶在地上。右手手掌朝上，手肘彎曲，提高平放在胸側以拉長胸部肌肉。

2 維持此姿勢30秒後，再換右手，以相同方式重複進行。

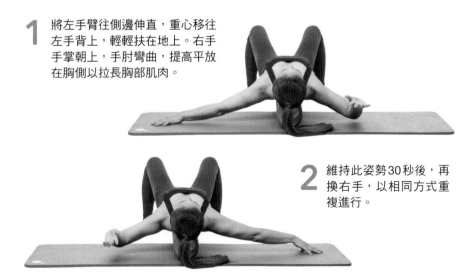

放鬆胸部兩側肌肉

1 手肘與手背成一直線,將雙手手臂彎曲呈90度,手掌朝上。

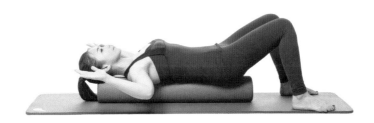

2 吐氣,同時放鬆胸部肌肉,手肘和手背慢慢往地板下壓再提起,重複進行30秒～1分鐘。

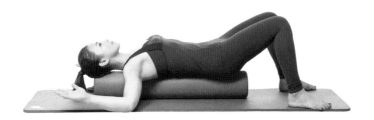

進階2　伸展上背肌肉

1 雙手交叉抱住肩膀，再左右滾動滾筒，慢慢按摩肩胛骨；重複左右滾動30秒～1分鐘。

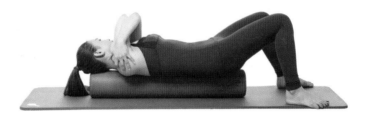

3

躺姿肩膀按摩

● **CHECK**　伸展肩安定肌和肩胛骨，放鬆關節

當你肩膀動彈不得，連舉手都感到困難時，進行這個按摩，肩關節就會像抹上潤滑油一樣，變得順暢無比；此外，肩膀附近的胸部與背部肌肉，也能充分獲得伸展效果，一舉兩得。

● **POINT**　按摩 & 伸展重點

轉動手臂時，注意肩頸不要過度緊繃，腰部也不要用力，以免上胸過度往上抬起，拉扯受傷。

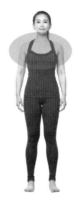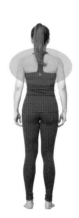

 ——— Dr. 金的小提醒
若想恢復連接手臂和軀幹的肩關節功能，按摩時，請注意讓肩頸維持在最舒適的姿勢，慢慢進行。

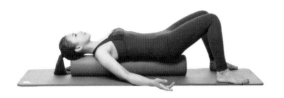

1 預備姿勢 頭部和尾椎緊靠滾筒下,雙手掌心向上擺放於滾筒兩側。膝蓋彎曲、雙腳打開略比骨盆寬些,雙腳踩穩固定。

2 吸氣,將雙手往上抬起至胸部上方。

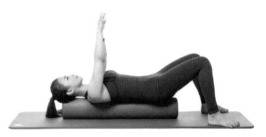

3 吐氣,雙手猶如畫圈般,先向後伸直,再往兩側打開,再回到動作 ❶。

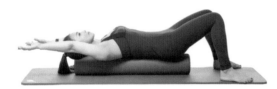

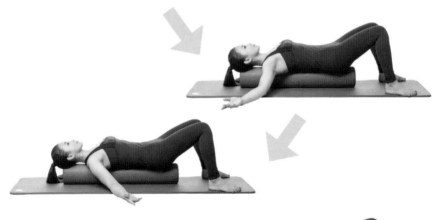

4 將重心集中在肩關節上方,重複進行雙手畫圓的動作10次。

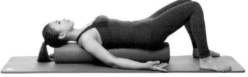

進階　雙手伸直、轉動肩膀

1 雙手十指交扣向上伸直，手掌往天花板的方向推出，充分伸展。

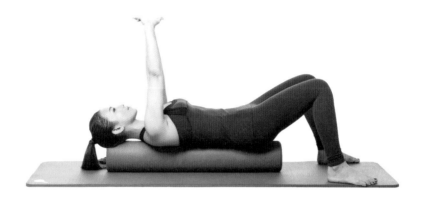

2 雙手向後伸直，超過頭部，雙手貼在耳側，伸展側腰和腋下肌肉。

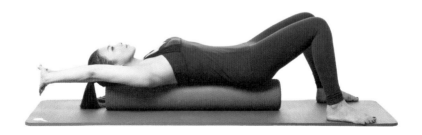

3 接著，雙手往兩側伸直，畫半圓轉動肩關節，再回到預備姿勢。

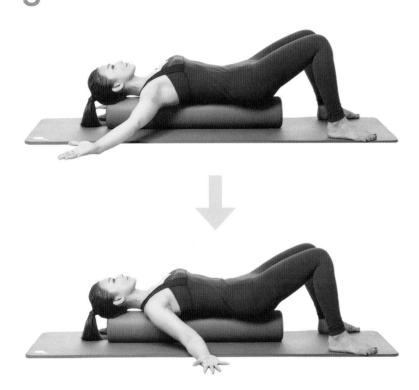

4 重複進行10次左右，直到肩膀周圍的肌肉放鬆為止。

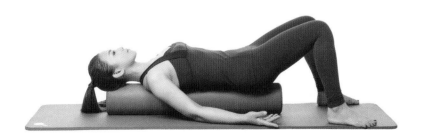

FOAM-ROLLER RELEASE

仰姿背部按摩

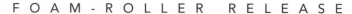

● **CHECK** 伸展背闊肌與菱形肌，消除背部贅肉

一旦放鬆緊繃僵硬的上背和中背肌肉，就可以拉直駝背，脊椎也會變得更加柔軟。為此，我建議需要長時間坐在電腦前或開車的人，可以隨時找時間按摩一下這些部位，讓原本感覺疼痛且僵硬的背部和內縮的胸部肌肉，徹底伸展開，緩解痠痛。

● **POINT** 按摩＆伸展重點

注意，進行時動作不要過快，呼吸要緩慢平順，如此，僵直的背部肌肉才能確實伸展放鬆。

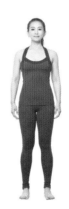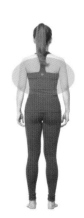

——— Dr. 金的小提醒

請順著肩膀的線條，從左往右或是從右往左輕輕按壓，可以在特別疼痛的部位，多停留一些時間。

 看P70～75
真人示範

方法1　放鬆上背肌肉

1 **預備姿勢**　肩胛骨靠著滾筒躺下，雙手撐住後腦杓，雙腳張開略比臀部寬些，膝蓋彎曲，踩穩地面。

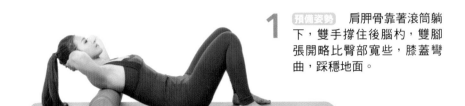

2 微微抬起臀部，用體重的力量，上下滾動滾筒，充分按摩上背與中背肌肉。進行時，手肘要稍微往臉的方向內縮，讓背部維持C字形。

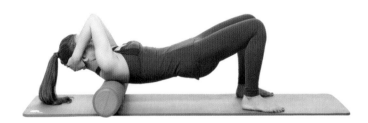

3 將重心集中在肩胛骨內側，輕輕地按摩，持續1分鐘～1分30秒。

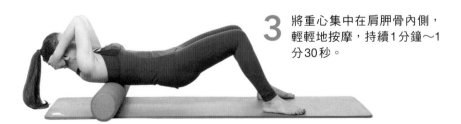

方法2 　紓緩中背肌肉

1 中背（大約在內衣肩帶下緣的位置）靠著滾筒躺下，手肘往兩側張開，抱住後腦杓，拉開背部。

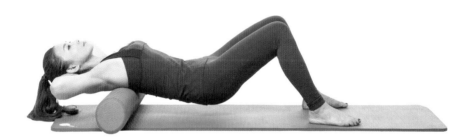

2 雙腳膝蓋微彎、踩穩地板，將重心放在雙腳上。用滾筒前後按摩背部，持續1分～1分30秒，輕輕按開緊繃的背部肌肉。

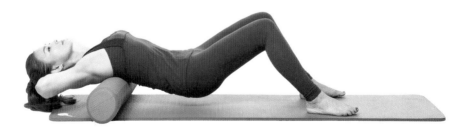

1 以中背的位置，靠著滾筒躺下，雙手撐住後腦杓往後躺，手肘往兩側張開，將胸部挺起。

2 臀部慢慢靠向地板，待背部呈拱形後停留；深呼吸，此時，可充分伸展胸骨與橫膈膜，幫助調整姿勢。如果臀部無法完全坐到地板，也沒關係，只要能夠拉開胸部肌肉，亦能達到伸展效果。

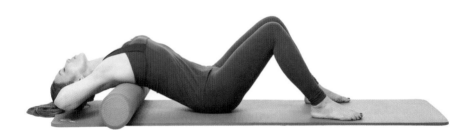

FOAM-ROLLER RELEASE

側躺肩胛骨按摩

● **CHECK** 紓緩闊背肌、肩胛骨下方、側背與腋下肌肉

這個動作，特別適合在進行游泳等，需要大量手部動作的運動前暖身，如果能先按摩放鬆腋下後方的的肌肉，運動能力就會大幅提升。其次，如果背部因為突如其來的拉扯，而導致肌肉緊繃僵硬，或長期久坐累積的疲勞，也能透過這個按摩，幫助肌肉放鬆。

● **POINT** 按摩＆伸展重點

直接壓著肋骨的姿勢，非常容易受傷，因此建議按摩腋下側後方的背部（側背），較安全。

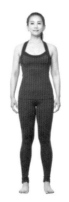
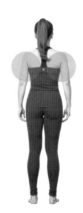

——— Dr. 金的小提醒

請不要把滾筒夾在腋下，側躺時的重心應放在腋下的位置稍往前一點，此處有許多淋巴結，容易累積許多疲勞。因此，初學者剛開始按摩時，可能會覺得有點痛，這是正常的。如果真的非常痛，也可以把重心放在這個位置，靜置停留數秒。

1 預備姿勢　往右側躺，將滾筒壓在腋下側後方的肩胛骨尾端。分別將右手和右腳伸直，左腳膝蓋彎曲，踩穩地板保持平衡。將重心放在腋下後方，保持不動，以達到按摩手臂與背部肌肉（闊背肌）連接處以及周遭肌肉的效果。

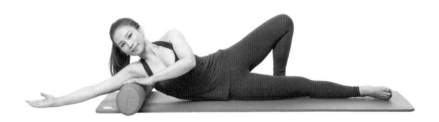

2 將重心放在踩在地板的左腳上，施力將身體往上抬起，讓臀部懸空，前後滾動按摩腋下肌肉。注意，身體滾動時，滾筒要維持不動。重複按壓約30秒～1分鐘後，再換左手，以相同方式重複進行。

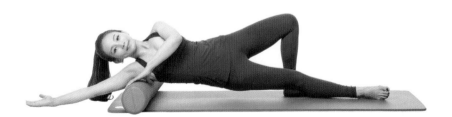

6 仰姿腰部按摩

● CHECK　放鬆腰方肌，美化腰線

腰部，是在一瞬間改變姿勢時，最容易受傷的部位。另外，臀部較大的女性在側躺時，腰部也特別容易受到壓迫。其次，若是提重物或蹺腳坐而導致腰痛時，也可以藉由這個按摩，放鬆腰部痠痛。

● POINT　按摩＆伸展重點

重心不是放在腰側，而是要放在後腰，
請特別留意，進行時。

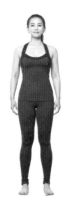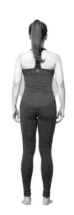

—— Dr. 金的小提醒

將重心擺在特定的一側，反覆快速動作
的運動選手，也經常會有腰痛的問題。
一旦腰痛，建議立刻紓緩緊繃的肌肉，
以預防慢性腰痛纏身。

 看P76～83
真人示範

1 預備姿勢 將腰部靠著滾筒，手肘撐著地板後，坐下往後靠。雙腳打開與臀部同寬，雙腳踩穩，右手肘撐地，讓上半身向後傾。

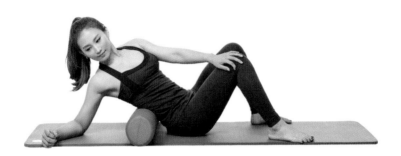

2 抬起臀部，順著腰椎（肋骨與骨盆之間）將重心放在後腰。沿著髂骨（後腰骨頭）的外緣，輕輕滾動滾筒30秒～1分鐘。接著，換左手肘撐地，以相同的方式，重複按摩30秒～1分鐘。

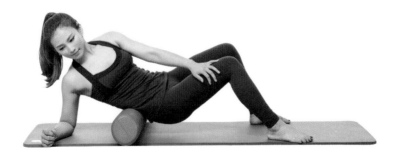

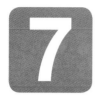

躺姿骶骨按摩

● **CHECK　轉動臀部關節，放鬆胸腰筋膜**

這是能有效消除腰部疲勞的伸展按摩；此外，運動前後進行，可提升腰部轉動的範圍，避免受傷。也可以讓久坐一天的腰部肌肉，徹底放鬆，更能消除臀部與腰部周圍惱人的疼痛與贅肉。

● **POINT　按摩&伸展重點**

若滾筒放在比平時繫皮帶的位置更高，可能會產生反效果。為此，進行時請務必將滾筒放在腰部和尾椎之間的骶骨（位於脊椎末端的骨頭）上方。

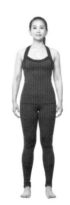
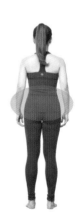

———— Dr. 金的小提醒

此伸展按摩能有效解決腰部疾病患者的不適感與不平衡感；此外，打完高爾夫球等這類，需要快速往特定方向轉動腰部的運動後，也可以利用這個技巧，消除脊椎的疲勞，徹底放鬆。

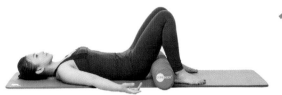

1 預備姿勢❶ 背部完全貼地，屈膝躺下，將滾筒放在膝蓋正下方。

2 預備姿勢❷ 臀部抬起，將滾筒往上拉至骶骨的位置穩定。

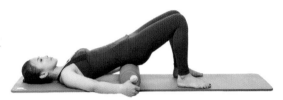

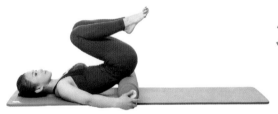

3 預備姿勢❸ 雙手固定滾筒，膝蓋併攏彎曲，往胸部方向弓起。此時，會呈現肚臍往內縮、後腰拱起的姿勢。

4 吐氣，將雙膝蓋往右轉動，視線則往反方向看。動作時，請盡可能扭轉腰部，拉長腰部肌肉，徹底按摩。再換邊，將雙膝往左轉動，反覆5～10次，如此，腰部與臀部周圍的肌肉就會慢慢變柔軟。

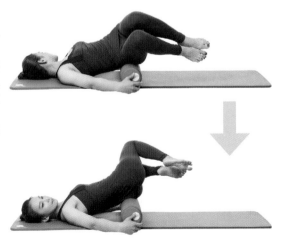

FOAM-ROLLER RELEASE

躺姿臀部左右畫圓

● CHECK 　放鬆臀中肌，消除下半身疲勞

位在臀部側上方的臀中肌，是支撐雙腳，讓我們得以行走的重要下半身肌肉。為此，只要放鬆臀中肌，就可以紓緩因長時間步行而導致的臀部關節（髖關節）疼痛。只要經常按摩這個部位，就會發現步伐變大、變輕盈，同時預防膝蓋疼痛等症狀。

● POINT 　按摩＆伸展重點

進行時，要避免腰部因雙腳的重量而旋轉，重心要放在側臀而不是腰部，輕緩地按摩放鬆。

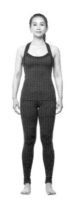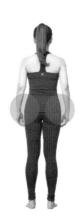

 ——— Dr.金的小提醒

若經常在上下樓梯時，突然感覺膝蓋不適或抓不到重心，容易跌倒，只要適當的放鬆臀中肌，即能獲得不錯的改善。

1 預備姿勢 背部完全貼地，屈膝躺下，臀部抬起，將滾筒置於骶骨下。雙手抓住滾筒，膝蓋併攏往胸部方向弓起，腹部縮、腰部挺直。

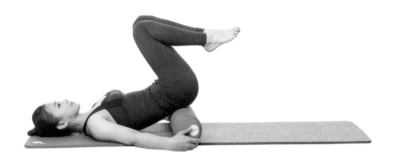

2 膝蓋往右轉並抬起，將身體重心放在臀部側邊。

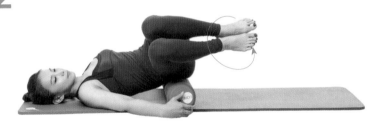

3 在重心放在臀部側邊的狀態下，臀部不動，慢慢轉動膝蓋畫一個小圈。臀部內側若覺得過於痠痛，也可以改用左右移動按摩的方式進行，持續30秒～1分鐘。待肌肉放鬆、滾筒好像融入身體裡的感覺後即可。接著，再換左邊以相同的方式重複進行。

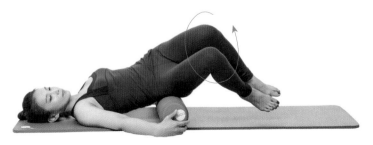

FOAM-ROLLER RELEASE

躺姿臀部上下按摩

● **CHECK**　刺激鼠蹊部與腰大肌，緊實下腹

鼠蹊部指的是大腿根部周圍的部位；腰大肌則是貫穿腰椎與臀部關節，附著在大腿骨附近，連接脊椎與下肢的肌肉。只要放鬆腰大肌，就能充分伸展彎曲的腰部，減少其施加給腰椎的壓力，以達到紓緩腰痛的效果。一旦肌肉不再緊繃，生理痛也會跟著改善，大腿內側的血液循環也會變好。

● **POINT**　按摩＆伸展重點

進行時，雙手抱住單腳膝蓋不鬆開，如此，能讓另一隻腳的腰大肌得到充分伸展，提升按摩效果。

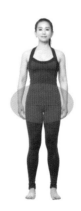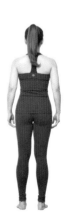

──── Dr. 金的小提醒
鼠蹊部是連接上半身與下半身的部位，也是平時最敏感、緊張的肌肉所在之處，睡前若能徹底放鬆，能改善睡眠品質，幫助入睡。

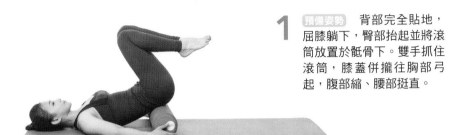

1 預備姿勢 背部完全貼地，屈膝躺下，臀部抬起並將滾筒放置於骶骨下。雙手抓住滾筒，膝蓋併攏往胸部弓起，腹部縮、腰部挺直。

2 左腳膝蓋彎曲，往胸部的方向弓起；肩膀和頸部放鬆，將右腳向上伸直。

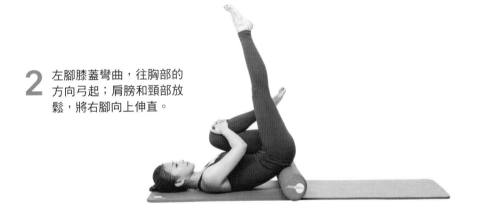

3 吐氣，右腳向前伸直放下。動作時，要用腹式呼吸法吸氣、吐氣，將腹部往內縮，感覺像肚臍被往內拉一樣。這時肚臍到鼠蹊部的內側肌肉（腰大肌）便會有放鬆的感覺。配合呼吸，重複此動作1分～1分30秒，再換左腳。

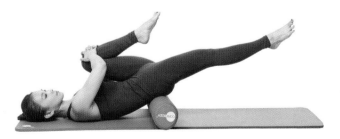

10 FOAM-ROLLER RELEASE
躺姿小腿肚按摩

● **CHECK** 伸展腓腸肌、比目魚肌、腓骨肌,消除蘿蔔腿

位在身體最下方,承受全身重量的小腿肌,總是特別僵硬緊繃。尤其,是
整天穿著高跟鞋的女性,更需要徹底按摩小腿肌肉。小腿肚,又被稱為第
二個心臟,因此需要經常按摩伸展,促進下半身循環、解決浮腫與肌肉緊
繃等問題,才能讓小腿線條更纖細、腳踝更柔軟。

● **POINT** 按摩&伸展重點

進行小腿肚放鬆時,若滾筒的速度過
快,反而會造成反效果。建議慢慢放
鬆,舒適、溫柔地滾動滾筒。

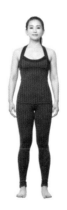
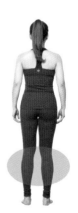

—— Dr. 金的小提醒
鮮少做小腿伸展的男性,更容易因為突
然的跳躍、跑步等姿勢,導致阿基里斯
腱斷裂或小腿肌肉拉傷。如果經常感覺
小腿肌肉緊繃到好像要爆炸的人,更要
經常按摩哦!

看P84～86
真人示範

方法1　放鬆雙腳小腿肌肉

1 （預備姿勢）將小腿平放在滾筒上，輕鬆地躺下。

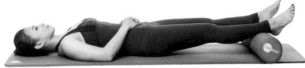

2 雙腳放鬆，輕輕左右晃動，或將膝蓋微彎推動滾筒。建議將小腿分成五等分，從腳踝開始到膝蓋後方的肌肉，分段按摩。

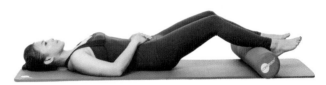

方法2　放鬆單腳小腿肌肉

1 將左腳放在滾筒上，右腳則放在左腳上方。

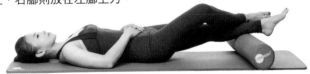

2 雙腳交疊，重心擺在小腿肚的位置滾動，可稍微按壓特別緊繃的部位停留。接著，左右腳上下交換，重複進行。

按摩小腿側面

1 膝蓋往外翻，呈青蛙腿的姿勢。

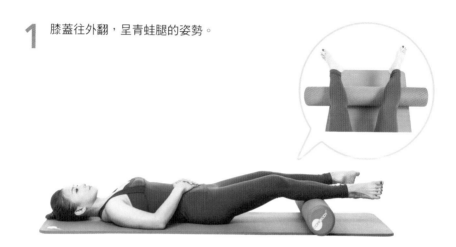

2 滾動滾筒，按摩連接踝關節至小腿側面的肌肉。這個動作，特別適合走路呈現外八或內八等，小腿側邊肌肉經常施力的人，這個動作有助消除疲憊的小腿側面，達到紓緩放鬆功效。

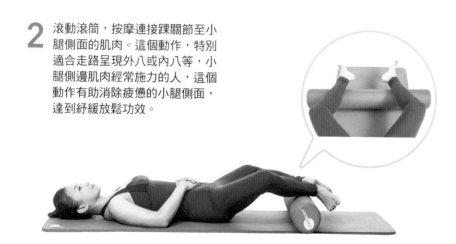

進階 坐姿小腿肚按摩

1 採取坐姿按摩小腿肚時，若能將臀部略為抬起，按摩效果更好。

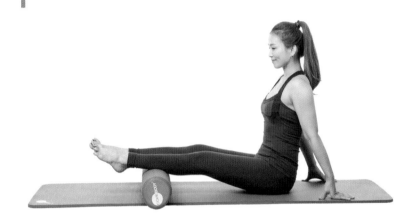

2 前面介紹的3種按摩法，也可以採取坐姿進行，以提升按摩強度。建議每個動作做30秒～1分鐘，依序進行即可。

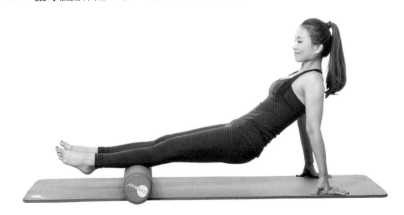

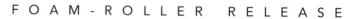

FOAM-ROLLER RELEASE
坐姿大腿後側滾壓

● **CHECK** 放鬆大腿後側肌肉，伸展腿筋

腿筋，連接臀部與小腿，位於大腿後方的肌肉，長時間坐在椅上，這條肌肉就會被拉長，而漸漸失去彈性，進而導致腰痛。腿筋按摩，是唯一可以紓緩大腿後側緊繃疼痛的筋膜按摩法；經常按摩此處，不僅可放鬆大腿肌肉，亦能促進血液循環、消除浮腫，美化腿部線條。

● **POINT** 按摩＆伸展重點

坐在滾筒上，將其中一隻腳伸直，雙手撐在地板上，抬頭挺胸。初學者若因為大腿過於僵硬而無法做這個動作，則可用雙手撐著大腿，幫助支撐重量。

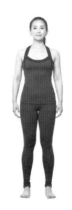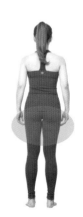

 —— Dr. 金的小提醒

在伸展肌肉時，此處是最不舒服，也是最容易被忽略的地方。特別是柔軟度不佳的男性，更要多加按摩此處。至於想要維持年輕好身材、預防老化的人，我建議最好每天都進行此按摩。

 看P88～105
真人示範

膝蓋撐地，放鬆大腿肌肉

1 預備姿勢 左腳向前伸直和滾筒呈直角，臀部抵著滾筒的邊緣坐下。右腳的膝蓋彎曲，撐在臀部旁，雙手可撐著大腿或滾筒，重心放在前腳上。

2 左腳腳後跟用力撐地，保持左腳穩定不晃動。將重心停留在大腿與臀部交界處，只有腳踝移動，重複往內彎、向前伸直；滾筒則順著大腿後方的線條滾動按摩，進行30秒～1分鐘。接著，左右腳前後交換，重複進行。

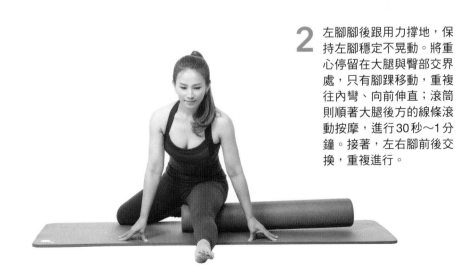

方法2 單腳踩地，伸展大腿肌肉

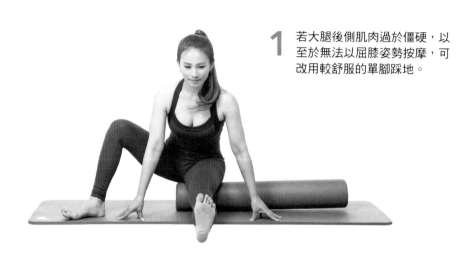

1 若大腿後側肌肉過於僵硬，以至於無法以屈膝姿勢按摩，可改用較舒服的單腳踩地。

2 將原本屈膝跪地的那隻腳抬起，腳掌採地，同樣反覆彎曲、伸直腳踝即可。進行時，注意上半身不可前後晃動，只有腳踝移動，才能確實伸展。

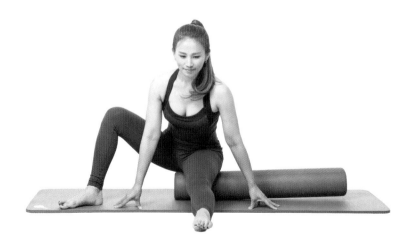

方法3　同時放鬆雙腳大腿後側

1 坐在滾筒上，雙腳往前伸直。

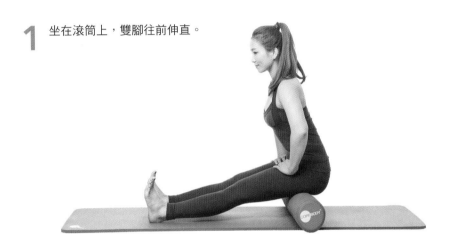

2 將重心放在臀部與大腿的交界處，重複腳踝內彎和伸直，持續30秒～1分鐘。

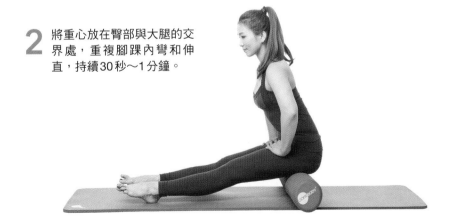

FOAM-ROLLER RELEASE

側坐臀部按摩

● CHECK　放鬆臀部的梨狀肌，消除久坐痠痛

如果說決定臀部形狀的臀大肌是表層肌肉，那幫助臀部關節動作的梨狀肌
（連接尾骨和髖關節的深層肌肉）就是深層肌肉了。一旦臀部肌肉缺乏力
量，就會導致骨盆歪斜，進而產生腰部與臀部周圍疼痛，或坐骨神經痛等
問題。若有上述症狀，這個動作是能徹底伸展臀部的簡易按摩法。

● POINT　按摩＆伸展重點

用滾筒按摩連接臀部關節與尾骨的部
位，若太痠痛，可維持姿勢停留。

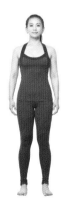
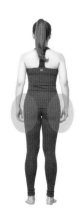

　　　　　── Dr. 金的小提醒

此動作能消除緊繃、久坐而失去彈力的臀部；這是所有現代人
皆所需，保護臀部關節的重要筋膜紓緩動作。其次，如果做了
不對稱的運動，或是運動後沒有做伸展收操，或是肌肉長時間
沒有使用而萎縮，都可以藉由這個按摩恢復肌肉的力量。

方法1　放鬆臀大肌

1 【預備姿勢】　將左側臀部坐在滾筒上，雙腳膝蓋彎曲。上半身往後仰，一手向後撐地，以支撐身體維持重心平衡。

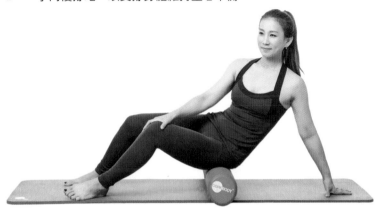

2 左腳踩地固定不動，身體重心擺在坐在滾筒的左側臀部上，前後滾動滾筒，充分按摩臀大肌，放鬆深層肌肉。完成後，再按摩右側臀部，以相同方式重複進行。

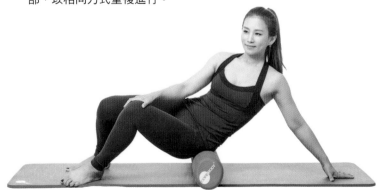

方法 2　紓緩伸展梨狀肌

1 先以 P93 的預備姿勢準備，再把支撐體重的右腳抬起，放在左腳的膝蓋上，並用右手抓住腳踝固定。

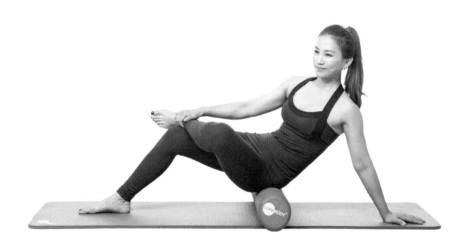

2 重心放在臀部上，微微傾斜並前後滾動滾筒，搭配呼吸左右或上下
慢慢移動，重複30秒～1分鐘。接著，左右腳交換重複進行。

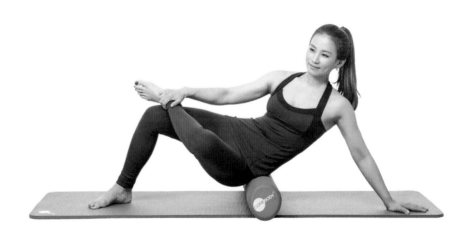

13 FOAM-ROLLER RELEASE
趴姿大腿前側按摩

● **CHECK** 放鬆大腿前側股直肌，消除浮腫

股直肌，是連接大腿內側到膝蓋的強壯肌肉。如果硬梆梆的大腿肌肉能透過按摩軟化，如此，膝蓋也會變得比較輕鬆。滾筒按摩的最大好處，就是可以像梳開打結的頭髮般將筋膜鬆開，同時放鬆腫脹僵硬的大腿肌肉，改善下半身循環、消除浮腫，美化腿部線條。如果你在穿緊身褲時，感覺大腿極度緊繃，請務必經常做這個動作。

● **POINT** 按摩＆伸展重點

注意不要讓膝蓋骨直接抵著滾筒，而是要以大腿肌肉為支撐點滾動。此外，進行時腰部不可彎曲，請縮腹並夾臀。

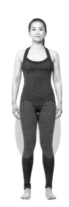
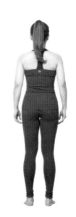

—— Dr. 金的小提醒

此按摩可以提升下半身的機能，讓各位在進行競速或需要爆發力的運動時，有更好的表現。一般而言，做完下半身運動後，肌肉應該會變厚，這時用滾筒按摩一下，肌肉就不會變厚，以確實增加肌力，而非發炎受傷。

方法1　放鬆雙腳大腿前側

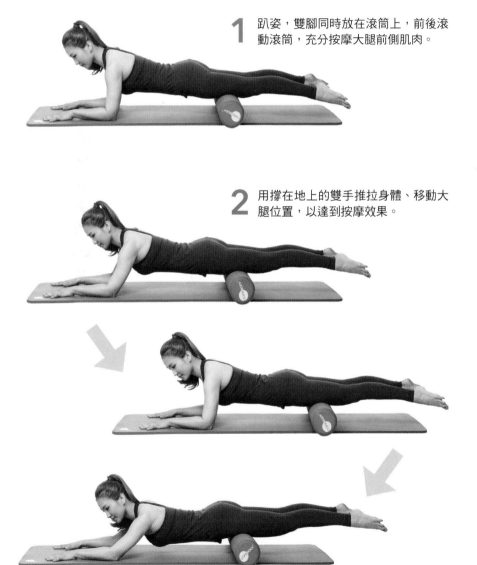

1 趴姿，雙腳同時放在滾筒上，前後滾動滾筒，充分按摩大腿前側肌肉。

2 用撐在地上的雙手推拉身體、移動大腿位置，以達到按摩效果。

放鬆單腳大腿前側肌肉

1 **預備姿勢** 趴姿，先將右腳大腿放在滾筒上。四肢張開與肩同寬，注意腹部收緊以支撐上半身。撐在地上的左腳膝蓋彎曲呈直角，自然地撐在側邊的地上。

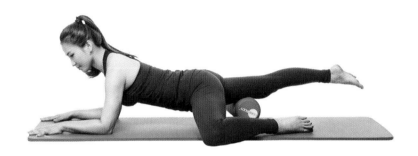

2 用撐在地上的雙手將身體往下推，滾動壓在大腿下方的滾筒。上半身保持不動，以雙手的力量推動，慢慢按摩30秒～1分鐘。接著，左右腳交換，以相同方式重複進行。

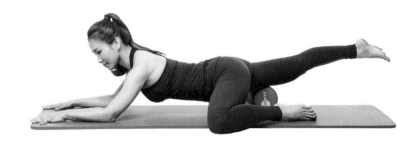

3 請將大腿分為三個部位，專注按摩膝蓋周圍、大腿中央和大腿最上方（鼠蹊部）等部位。

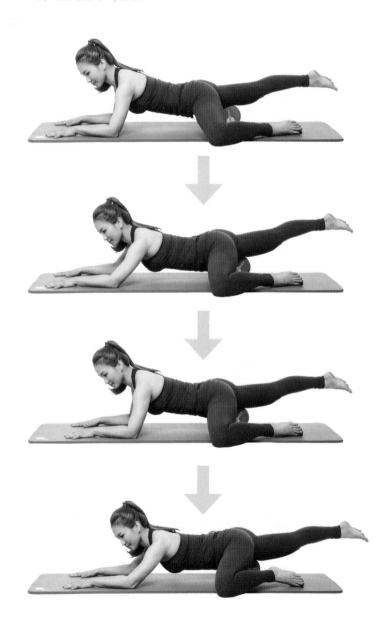

14

FOAM-ROLLER RELEASE

側躺大腿前後按摩

● **CHECK** 放鬆大腿側面的髂脛束和闊筋膜張肌

連接臀側至膝蓋側邊的這條肌肉，如果過於僵硬，就會導致膝蓋外側、臀部和腰部關節疼痛。然而，只要把阻塞的部位疏通後，就能讓血液循環變好，順利供應養分，使肌肉迅速再生，快速消除肌肉疲勞。此外，還可以雕塑讓女性最煩惱的大腿肌肉，緊實腿部線條。

● **POINT** 按摩＆伸展重點

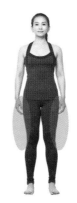
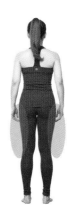

這應該會是所有部位中，按摩起來最疼痛的部位。第一次用滾筒按壓時，可能會痛到讓人冷汗直流，但千萬不要因此卻步。若真的太痛，也可以不做任何動作，只要靜靜用體重按壓，亦能達到讓肌肉放鬆的效果。

———— Dr. 金的小提醒

大腿前側的肌肉和膝蓋關節若不夠強壯，大腿側邊的肌肉就會越來越僵硬。這個部位，按摩起來會比想像中還痛，但這就表示該處肌肉需要好好放鬆休息，務必堅持下去。

放鬆大腿外側肌肉

1 預備姿勢 右側躺，臀部側邊靠著滾筒躺下。靠在滾筒上的右腳伸直，左腳踩地，膝蓋彎曲，保持平衡。右手握拳撐地，左手則撐在身體前面的地板上，以支撐體重。

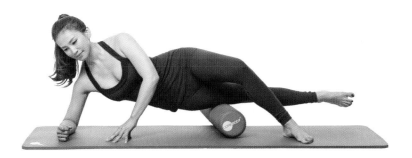

2 將滾筒的位置調整到大腿中間的位置，再輕輕放鬆身體靠在上面，按摩髂脛束。配合呼吸，慢慢上下滾動滾筒，按摩大腿側面；若是按壓到特別僵硬或疼痛的部位時，可停留多10秒加強

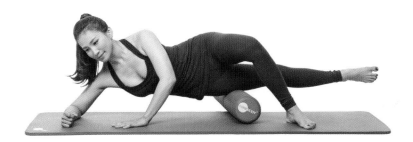

放鬆大腿與骨盆交界處

1 前面動作完成後，將滾筒轉向，放在骨盆側面，按摩闊筋膜張肌。

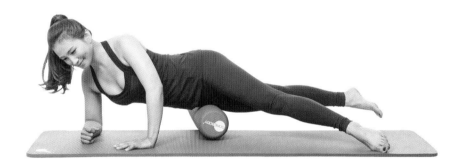

2 身體重心稍微往前，按壓該部位30秒〜1分鐘。完成後，左右腳交換重複進行。

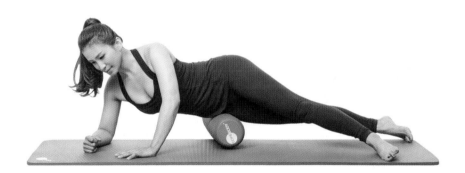

FOAM-ROLLER RELEASE
15 趴姿大腿內側按摩

● CHECK　放鬆大腿內側的內轉肌

內轉肌是能讓雙腳確實併攏的大腿內側肌肉，亦是血管大量經過的重要部位；為了讓血液循環更順暢，必須經常伸展此處。另外，對於那些工作時必須雙腿併攏、長時間坐著的女性而言，這個部位亦鮮少活動，導致大腿內側肌肉不夠結實，或肌肉僵硬、血液循環不佳。這個按摩，能促進下半身循環、放鬆緊繃的膝蓋，讓僵直的下半身恢復柔軟輕盈。

● POINT　按摩 & 伸展重點

先按摩膝蓋內側，待疼痛感稍微紓緩後，再順著大腿內側的線條慢慢滾動。

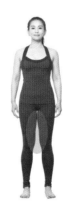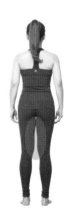

───── Dr. 金的小提醒

長時間開車的人，大腿內側肌肉也會變僵硬，為了骨盆和膝蓋的健康，請務必經常按摩大腿內側。

1 預備姿勢　以最舒服的姿勢趴在地上，像在看書一樣，前臂、手掌和手肘貼著地板；將滾筒放在左腳邊，再將左腳彎成90度直角，跨在滾筒上。

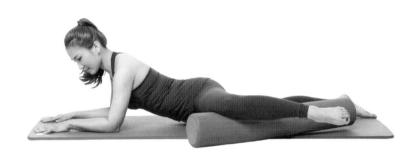

2 用大腿輕輕按壓滾筒，也可以用「臀部抬起、放下」的動作，來回滾動滾筒。進行時搭配深呼吸，充分按摩膝蓋內側到大腿內側的肌肉。持續30秒〜1分鐘後，再換右腳以相同方式進行。

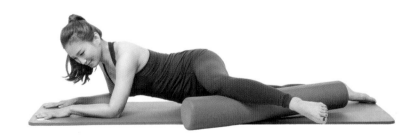

16 FOAM-ROLLER RELEASE
跪姿小腿前側按摩

● CHECK　伸展小腿前側的脛前肌

跑步時，如果發生小腿前側的肌肉痠痛，或是肌肉無力、無法抬起腳尖等狀況時，就有可能是因脛前肌僵硬、不夠結實所致。為此，只要放鬆僵硬的脛前肌，讓腳踝的動作更加柔軟順暢，就可以恢復腳踝的平衡感，也比較不容易跌倒，雙腳更有力。

● POINT　按摩＆伸展重點

進行時，要避免頭部往前、重心在手腕的姿勢，確實將重心放在小腿前側的肌肉，才能達到伸展效果。

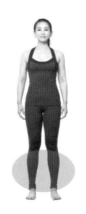
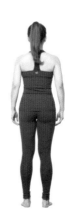

────── Dr. 金的小提醒

經常開車的人，會常常使用右腳，而這個放鬆小腿肌筋膜的動作，能有效消除小腿左右不平衡及腳踝肌肉的疲勞。

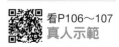
看P106～107
真人示範

1 **預備姿勢** 以屈膝前趴的姿勢，將左腳跪在滾筒上，此時要用脛骨（膝蓋下方的骨頭）壓著滾筒，身體重心放在壓在滾筒的左腳上。進行時，雙手五指張開撐地，保持平衡。

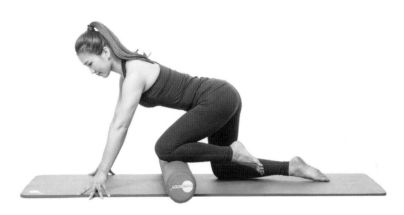

2 沿著脛骨的線條，從膝蓋下方一直慢慢按摩到腳踝；深呼吸，慢慢來回滾動30秒～1分鐘。接著，再換右腳，以相同方式重複進行。

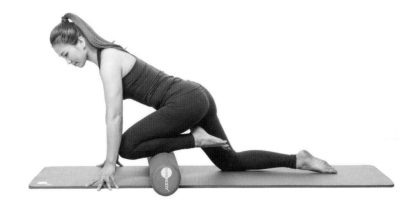

FOAM-ROLLER RELEASE
17 跪姿小腿側邊按摩

● **CHECK** 紓緩腳踝側邊的腓骨肌

位於小腿外側、穩固腳踝的肌肉就是腓骨肌。如果腳底板和小腿肌肉僵硬，走路時就很容易呈現八字形，如此，會使腳踝更疲勞。只要放鬆腓骨肌，就可讓腳趾到腳踝的肌肉更加柔軟，提升平衡感。此外，在跳躍或左右快速移動重心時，動作會更順暢。

● **POINT** 按摩＆伸展重點

進行時，就像穿短裙時一樣的斜坐，將身體重心放在腳踝內側。

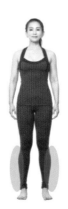
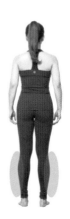

——— Dr.金的小提醒

若經常感覺自己平衡感不佳，或爬樓梯容易跌倒的人，請多按摩伸展小腿側邊的腓骨肌肉，可有效解決上述問題。

看P108～109
真人示範

1 預備姿勢 雙膝彎曲，斜斜的跪在滾筒上。與滾筒接觸的部位，是與腳踝內側骨頭相連的外側肌肉。雙手撐地，以維持身體平衡。

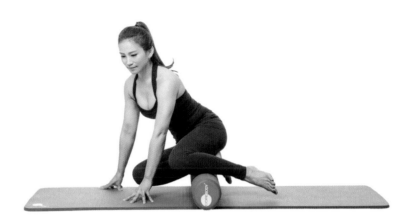

2 將身體重心擺在腳踝，雙手撐地保持平衡，慢慢前後滾動。按摩30秒～1分鐘後，再換另一邊以相同方式進行。

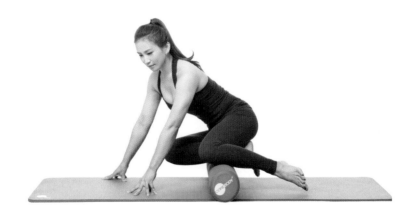

18 FOAM-ROLLER RELEASE
趴姿前胸按摩

● **CHECK** 放鬆胸部深層肌肉，按摩胸小肌

此動作能放鬆從鎖骨到肩膀一帶的肌肉。如果經常覺得莫名煩悶或是手指刺痛，多半都是因為身體總是縮成一團，沒有好好伸展的緣故。如果能徹底按摩胸小肌等深層肌肉，讓向前內縮的肩膀挺直，就能消除手麻或疼痛的症狀，同時提升手臂的肌力。

● **POINT** 按摩＆伸展重點

雙腳站開與肩同寬，並讓上半身自然放鬆，如此能減少腰部壓力，確實將身體重心集中在胸部。

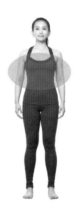
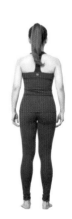

—— Dr. 金的小提醒

按摩完單側胸部肌肉後，可以先比較兩邊的感覺，應該馬上就能發現按摩過的該側肩膀，恢復到正常的位置，且手臂肌肉也變得更有力量了。

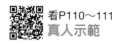
看P110～111
真人示範

110

1 準備姿勢 模仿貓的姿勢，往前趴。

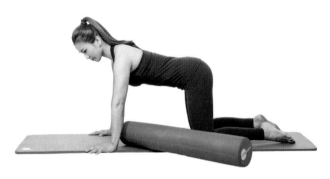

2 臀部抬高，先將左側的胸部靠在滾筒的邊緣。靠在滾筒上的左手，手背向上並往斜前方伸出。伸出去的手和滾筒要盡量呈直角，右手則撐地保持穩定，頭部微微向右轉讓脖子伸直，避免擠壓。

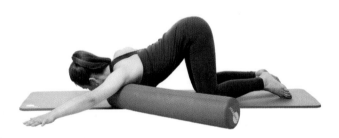

3 利用身體的重量，邊壓邊滾動滾筒，以按摩胸部肌肉。搭配呼吸，慢慢地將從鎖骨下方至腋下的胸部肌肉推開，按摩30秒～1分鐘後，再換右側胸部，以相同的方式重複進行。

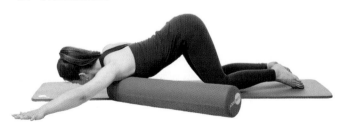

19 FOAM-ROLLER RELEASE
趴姿上手臂按摩

● **CHECK** 放鬆上臂的肱三頭肌和後三頭肌

這個動作可放鬆上臂後方連接肩膀與手肘的肌肉，以及肩膀後面的肌肉。上臂後方的肌肉一旦伸展開來，肩膀關節和肩膀周圍的肌肉，也會變得比較柔軟，手肘等其他手臂部位的疼痛問題，也會跟著減緩。

● **POINT** 按摩＆伸展重點

按摩的過程中，如果手臂過於疼痛，頸部的肌肉也可能會因此而緊繃。為此，可將頭部靠在手臂上，會比較舒服。

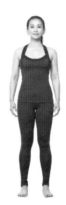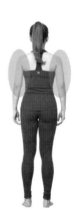

———— Dr. 金的小提醒

女性的上手臂部位，很容易因為老化或手臂肌肉虛弱無力，而導致脂肪堆積肥胖。而此有效的筋膜按摩，可幫助維持肌膚和肌肉彈性，消除贅肉。

1 預備姿勢　雙膝跪地，右手手掌朝上放在滾筒上。手臂伸直，和滾筒呈現十字型交叉，左手則用力撐地固定，維持身體不動。

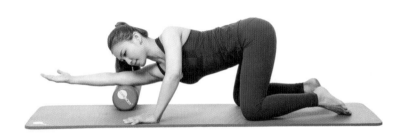

2 臀部微微翹起，用上臂的力量滾動滾筒。滾筒要慢慢的從手肘移動到腋下，頭部可以輕輕靠在手臂上，減輕頸部的負擔。慢慢地上下滾動30秒～1分鐘後，再換左手以相同方式重複進行。

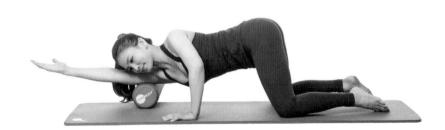

● **CHECK** 放鬆手腕的前腕肌

比較一下兩隻手的前臂，會發現經常用來拿手機、滑鼠的那隻手，累積較多的疲勞，肌肉也比較厚。為此，若能徹底按摩手肘到手腕的這條肌肉，便可緩解因突然用力、撞擊而導致的手腕與手肘疼痛。

● **POINT** 按摩＆伸展重點

如果不方便雙手同時移動的話，也可以一次只專心按摩一隻手就好，左右手輪流交換依序進行。

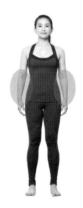
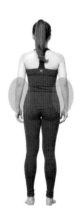

—— Dr. 金的小提醒
一次只按摩一隻手時，手臂要靠著滾筒的邊緣，確實用體重按壓，效果更好。

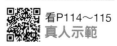
看P114～115
真人示範

1 **預備姿勢** 雙膝跪地，手心朝上，雙手手腕放在滾筒上，採取貓姿分散身體重心。

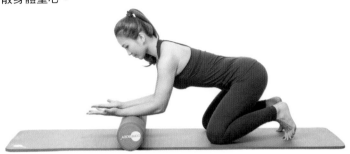

2 將重心擺在手肘到手腕的這個部位，慢慢滾動滾筒。滾筒向外推時手掌要朝上，往內拉時則要手背朝上，按摩的過程中必須確實配合手腕轉動，同時呼吸，持續按摩30秒～1分鐘即可。

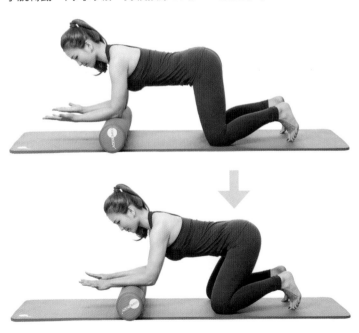

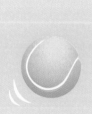 Chapter 4

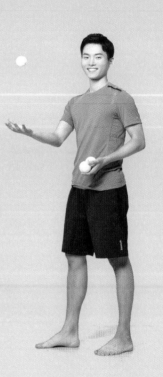

11個用滾球活化
深層肌肉的
肌筋膜伸展按摩操

滾球或其他小球類，方便取得，是經濟實惠的按摩工具。
利用體重按摩僵硬、疼痛的部位，
便能像指壓般施加適當的壓力，輕鬆達到放鬆筋膜的效果。
如此，不僅能紓緩深層肌肉長期未解的慢性痠痛問題，
也可避免肌肉痙攣，達到局部的肌筋膜伸展效果。

躺姿臀部薦骨按摩

● **CHECK** 紓緩臀部髖關節與旋轉肌疲勞

用滾球按摩臀部,雖然會比較痛,但是放鬆效果更佳,能徹底紓緩緊繃的臀部和僵硬的腰部,讓身體變得更輕盈舒適。我特別推薦久坐族進行此按摩,因為長時間維持相同姿勢坐著,臀部的肌肉就會因缺乏活動力而變弱,導致身體與骨盆歪斜、腰部無法打直。不僅如此,臀部上的薦髂關節兩端,也會因肌力降低而感到疼痛。若長時間置之不理,就會使疼痛情形越來越嚴重,最後甚至連走路、站立都有困難。這個動作,可以確實刺激位於「臀大肌」這塊臀部厚實肌肉中的臀部旋轉肌,放鬆深層肌肉,消除薦骨至大腿的疼痛感。

● **POINT ❶** 按摩＆伸展重點

進行時,臀部感覺特別痠痛的地方,請勿憋氣,務必配合呼吸,一邊吸吐一邊按摩,如此,可降低疼痛,徹底解決臀部深層肌肉的不適感。

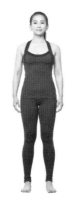
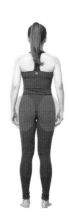

● POINT ❷　按摩部位

薦骨關節是連接薦骨和長骨的關節。而這裡的薦骨，指的是腰骨最末端的部分，長骨則是與側腰相連的下肢骨頭。

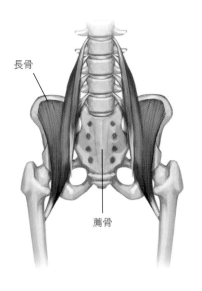

〈正面〉

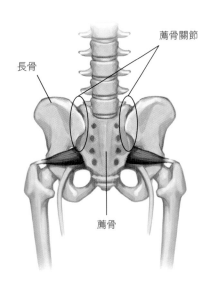

〈背面〉

1 預備姿勢 平躺放鬆，將滾球壓在右側臀部肉最多的下方，右腳膝蓋彎曲立起，左腳向前自然伸直。

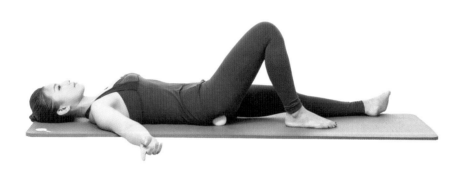

2 吐氣，右腳膝蓋微微向外，朝地板方向輕壓。接著吸氣，將右腳膝蓋回到動作❶的位置。進行時，身體慢慢放鬆，不要刻意用力，而是用體重按壓，感覺滾球要融入身體般，輕緩的按摩1分鐘～1分30秒，再換左側臀部，以相同方式進行。

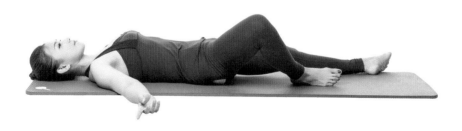

—— Dr. 金的小提醒

放鬆右臀肌肉後，應該馬上就能感受到身體變輕盈了。要如何測試呢？將滾球移開，雙腳伸直，躺平放鬆，閉上眼睛，請用心感受按摩過的右側臀部，彷彿沒有與地面接觸般的輕盈；反觀左側臀部肌肉，仍僵硬緊繃。

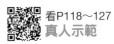 看P118～127
真人示範

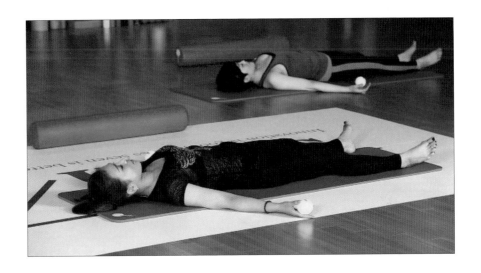

2 TENNIS BALL RELEASE
下半身滾球按摩

● CHECK　放鬆梨狀肌

梨狀肌，從薦骨內延伸至大腿骨上端，是橫向連接骨頭的一塊小肌肉，其
作用是幫助臀部關節往外轉動。臀部有許多大肌肉，而這些肌肉如果不夠
強壯、無法發揮正常功能，就會帶給位於深層且尺寸較小的梨狀肌負擔，
進而壓迫位於下方的坐骨神經，產生雙腳痠、痛、麻的情形。長時間開車
的人、單邊臀部痠痛的主婦、從事自行車等，需要以坐姿快速擺動雙腿的
運動選手們，都可能因未能均衡使用肌肉，而使骨盆周遭的肌肉緊繃，進
而使單邊的臀部感到不適。

● POINT　按摩＆伸展重點

一般而言，當身體覺得疼痛時，便會不
自覺憋氣、停止呼吸。為避免在按摩過
程中憋氣，或過度緊張，進行時請務必
配合呼吸，用身體的力量，輕輕按壓痠
痛點即可。

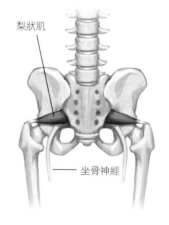

梨狀肌

坐骨神經

1 預備姿勢 平躺，背部貼地，將滾球放在右側臀部的正中央，右腳踝放在左腳的膝蓋上。

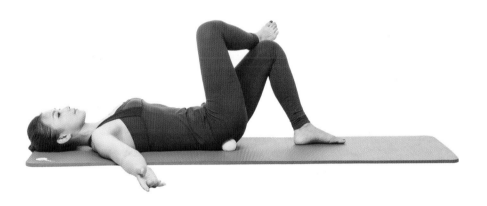

—— Dr. 金的小提醒

除了躺在地上，坐在椅上或地上，都可以進行這個動作。若採取坐姿，請將雙手放鬆撐在身體後方地上，將滾球放在坐骨和尾骨之間，像指壓般輕輕地以體重緩慢按壓。

2 用臀部慢慢移動滾球，按摩橫向連接薦骨到臀部關節的肌肉。滾球請慢慢移動，配合呼吸放鬆，無須刻意用力，以體重按壓，感覺就像滾球要融入身體般，持續移動輕壓1分鐘～1分30秒，再換左側臀部，以相同方式進行。

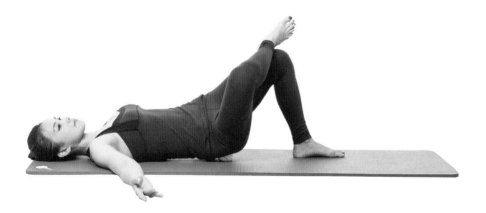

3 除了躺姿，也可以改用坐姿按摩，提升強度。

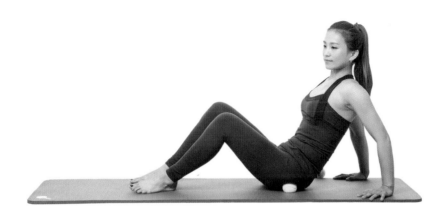

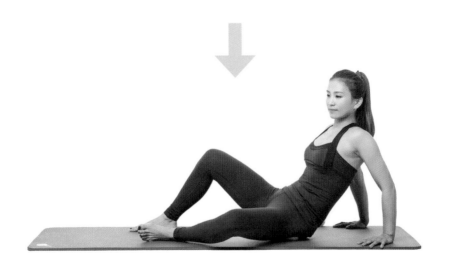

3 TENNIS BALL RELEASE
臀側滾球左右按摩

● CHECK　放鬆臀小肌、臀中肌

當臀大肌、臀中肌和臀小肌等三條肌肉達到平衡時，就是臀部外型最理想的狀態。臀小肌和臀中肌，是臀部關節動作時，用以穩定關節，並讓雙腳能順利張開的肌肉，同時也兼具輔助周圍其他肌肉的功能。如果整天坐著，導致臀部關節僵硬，位於臀部側面的肌肉無力，走路時就會感覺臀部嚴重左右晃動且高低不平，提高骨折和跌倒的發生機率。

● POINT　按摩＆伸展重點

在鍛鍊臀部肌肉的運動前或後，建議先用滾球按摩刺激，可讓新陳代謝更加順暢，提升運動效果。其次，一旦這個部位的肌筋膜放鬆了，膝蓋的疼痛也會跟著緩解，降低下半身的痠痛。

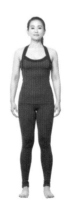
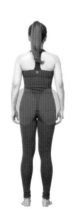

——— Dr. 金的小提醒

如果總是覺得薦骨到臀部側面、大腿、小腿，有莫名的痠痛感，便可藉由這個動作，在不依靠他人協助下，自我按摩放鬆，加速身體循環，改善痠痛。

1 預備姿勢 屈膝平躺，將一個滾球放在右側臀部旁。

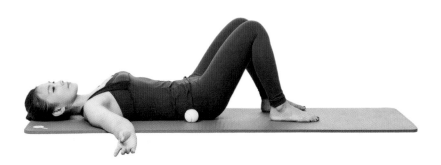

2 雙腳膝蓋往放右側下壓，吐氣，以身體的重量，輕輕地重複按壓痠痛點，輕緩的連續左右按壓30秒～1分鐘，再換左側臀部，以相同方式重複進行。

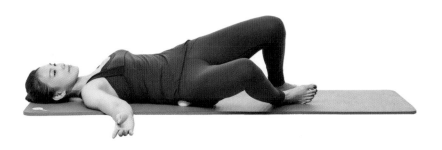

TENNIS BALL RELEASE

4 屈膝腰背滾球按摩

● CHECK　放鬆腰方形肌、多裂肌

腰方形肌，是從腰椎兩側連接至骨盆的肌肉，具有穩定腰骨的功能。上半身往前彎曲或骨盆向左右拉抬時，都會使用這條肌肉。一旦兩邊的肌肉長度不一致時，薦骨（腰骨最下面的部分）或臀部周圍，就會感到痠痛不適。多裂肌位於脊椎兩側，是讓腰骨維持穩定的重要深層肌肉，負責脊椎的細微動作。這條肌肉若過度緊繃，就會痛到連簡單的伸懶腰都無法完成。事實上，想要擁有健康的腰部，最重要的是讓深層肌肉與表層肌肉達到平衡，而不是一昧的鍛鍊表層肌肉。

● POINT　按摩＆伸展重點

用兩顆滾球一起按摩時，請注意，脊椎的位置必須在兩顆球之間的縫隙。滾球只要放在地上不動，讓身體上下移動按摩即可。

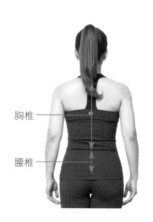

胸椎

腰椎

1 預備姿勢 將兩顆滾球並排對齊，放在地上，腰部（約繫腰帶的位置）靠在上方後躺下，雙腳屈膝，腳掌貼地穩定。

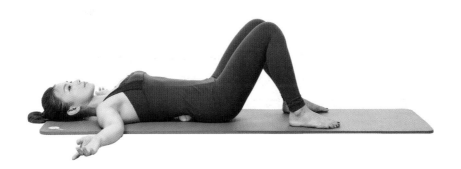

 —— Dr. 金的小提醒
按摩時，要靠臀部的力量移動身體並用體重按壓，避免讓滾球移動。

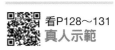
看P128～131
真人示範

2 滾球的頂端靠在腰椎兩側，慢慢將臀部往上推。吐氣，同時用腰部輕輕壓球；再吸氣，慢慢回到預備姿勢。重複進行這個動作30秒～1分30秒，直到腰部肌肉放鬆為止。

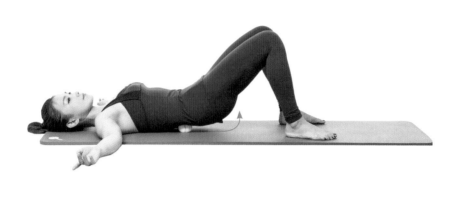

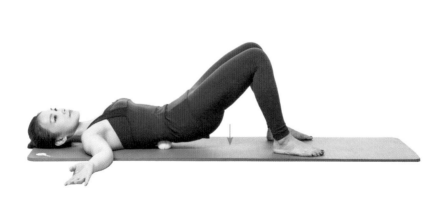

3 滾球每次移動的幅度，大約是一小個指節，從腰椎（腰骨）的第4節開始回按到第1節，來回進行。

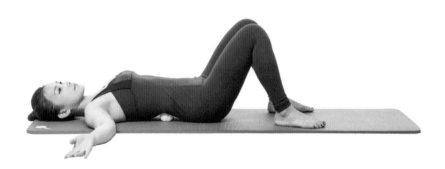

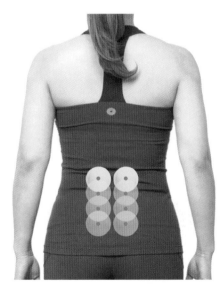

〈滾球從腰椎第1節，按摩至第4節的示意圖〉

TENNIS BALL RELEASE
5 躺姿背部放鬆按摩

● **CHECK** 放鬆胸椎和豎脊肌

胸椎，是連接著左右間距均等對肋骨的背骨，平日活動時，幾乎不會有大幅的移動，僅能做細微移動；然而，一旦胸椎緊繃僵硬，就會導致駝背，與其連接的肩頸、腰部也會痠痛。此外，當我們習慣性彎腰或後仰時，幫助脊椎動作的脊柱起立肌（豎脊肌）就會受傷，造成背痛；一般人都覺得背痛好像只能請他人幫忙按摩，但其實只要兩顆滾球，就能輕鬆解決。

● **POINT** 按摩 & 伸展重點

用滾球按摩胸椎第12節至第7節（內衣肩帶的位置），進行時，頭部不要隨意轉動，保持穩定。若有慣性背痛的人，建議天天用這裡介紹的兩種方法連續按摩7次，徹底紓緩。

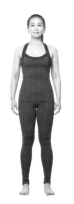
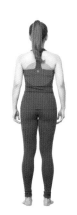

—— Dr. 金的小提醒
按摩時，為了讓幫助胸椎轉動的深層肌肉恢復功能，膝蓋不要快速且大力的左右移動，而是輕輕、緩慢地左右擺動。

看P132～135
真人示範

抬臀式背部放鬆

1 預備姿勢　將兩顆滾球並排對齊，放在地上，背部靠著滾球躺下。

2 將滾球壓在脊椎兩側，臀部盡量抬高，吐氣，用背部輕輕壓球；接著慢慢吸氣，沿著脊椎一節一節慢慢地把滾球向下推，最後再回到動作 ❶ 的預備姿勢。

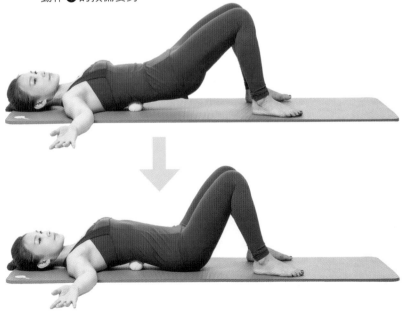

3 滾球沿著胸椎慢慢移動，來回上下移動4～6次，徹底放鬆周圍緊張的肌肉。

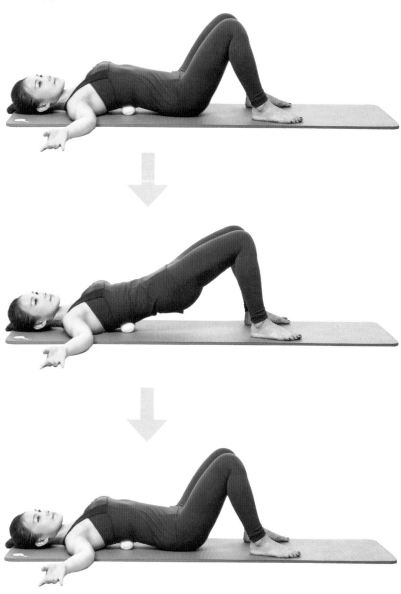

方法2　轉動胸椎式放鬆

1 接續前頁動作 ❸ 的姿勢，將臀部放下、身體放鬆，雙膝輕輕左右擺動，轉動、伸展胸椎。

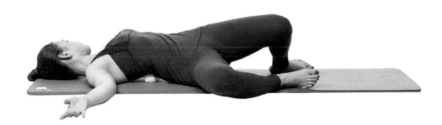

2 想像膝蓋猶如被微風吹動般，輕輕擺動，重複進行4～6次。

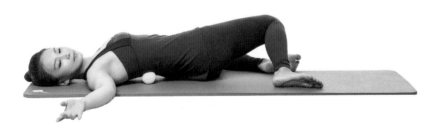

6 TENNIS BALL RELEASE
肩胛骨滾壓放鬆

● **CHECK** 放鬆肩胛骨內側的菱形肌

如果雙手動作流暢，但總覺得肩胛骨內側不舒服，卡卡的人，這時，就要集中放鬆肩胛骨內側的菱形肌。菱形肌，位於上背兩側的肩胛骨內側，是連接脊椎與肩胛骨的肌肉。若這個部位僵硬緊繃，就很容易中暑，做任何動作都會覺得很不舒服，就像哪裡卡住一樣，即便休息，痠痛也不會停止。不僅如此，菱形肌也是一條長時間坐著就會僵硬緊繃，導致脖子變短、肩膀內縮的肌肉，為此，平日要好好按摩放鬆，預防痠痛。

● **POINT** 按摩＆伸展重點

肩胛骨內側的按摩，必須連續做完下面介紹的4個動作。這裡介紹的，是按摩位於從胸椎第6節至第2節，肩胛骨內側5個部位的按摩法。

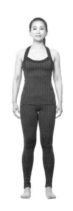
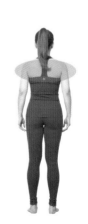

Dr.金的小提醒

可以將2顆滾球裝在絲襪或襪子裡，變成花生的形狀，按摩時會更方便容易。

看P136～141
真人示範

方法1　手肘前後推拉按摩

1 **預備姿勢**　將兩顆滾球並排放好，肩胛骨靠著兩顆球躺下。雙手往天花板伸直，雙腳屈膝踩穩地面。

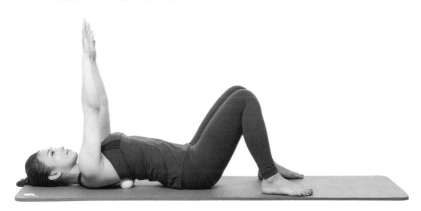

2 吐氣，雙手彎曲，往胸部兩側張開，再往天花板方向伸直。進行時，肩胛骨要配合呼吸的頻率慢慢內收、外張，重複進行30秒。

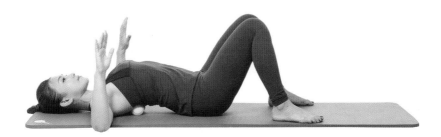

方法2 抬臀以體重按摩

1 起始姿勢 將兩顆滾球並排放好，肩胛骨靠著兩顆球躺下。雙手往天花板伸直，雙腳屈膝踩穩地面。

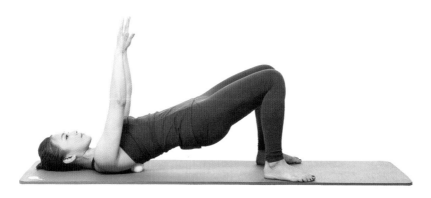

2 若想增加按壓強度，雙腳請踩穩地板不動，盡量將臀部抬起，靠身體的力量，壓住身體下方的滾球，待肌肉充分放鬆後，再慢慢將滾球移至其他部位。

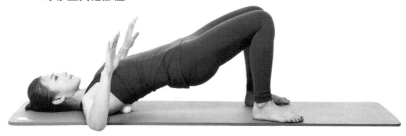

方法3 轉動雙手畫圓按摩

1 **預備姿勢** 　兩顆滾球並排放好，肩胛骨靠著球躺下。用像要擁抱自己的姿勢，雙手在胸前交叉，而交叉的手肘要往下巴方向抬起。

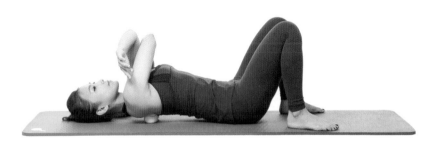

2 　交叉的雙手往頭頂抬起，用手肘畫圓般，將手肘往兩側打開。

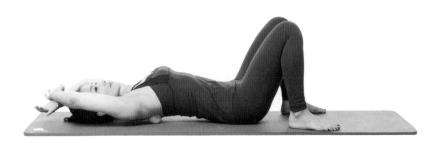

3 慢慢畫圓伸展，感覺肩胛骨徹底放鬆展開，配合呼吸節奏，重複畫圓1分～1分30秒。

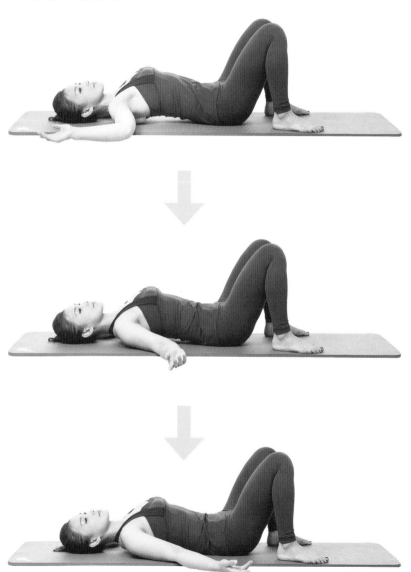

方法4　手肘上下推拉按摩

1 **預備姿勢**　兩顆滾球並排放好，肩胛骨靠著球躺下。雙手向後伸直，手背貼地。

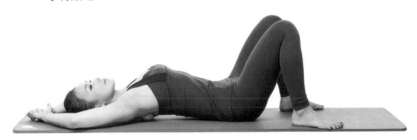

2 吐氣，將雙手手肘往腰部的方向拉，藉由雙手的動作，讓肩胛骨上下移動，放鬆背部肌肉。

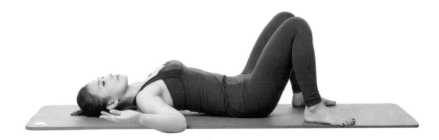

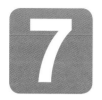

肩頸滾球放鬆伸展

● CHECK　放鬆提肩胛肌與斜方肌

如果長時間維持坐姿，最先會感到疲憊的部位，就是頸部與肩膀的連接處。這不僅是上班族與學生常見的問題，所有過勞或壓力大的人，這個部位都很容易僵硬緊繃。緊繃狀態，就像脖子被卡住一樣，可動範圍變小，進而導致脖子變短或無法轉動。若長時間置之不理，最終就會演變成骨刺等疾病。吃消炎藥或止痛藥雖然可以暫時緩解症狀，但如果不徹底放鬆肌肉，就會一直被疼痛折磨，治標不治本。

● POINT　按摩＆伸展重點

人體常會因為不平衡的姿勢，導致某一邊肩膀比較高，或是單邊肩膀肌肉腫大等狀況。若能集中放鬆這些僵硬部位，就可以讓兩邊的肩膀恢復平衡。

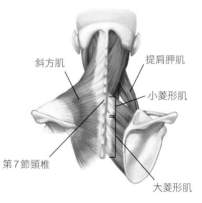

斜方肌

提肩胛肌

小菱形肌

第7節頸椎

大菱形肌

―――― Dr. 金的小提醒

一旦脖子僵硬，大腦會受到壓迫，導致血液供應量減少，專注力、判斷力和思考力跟著下降；有時，這也會成為憂鬱症或恐慌症的成因。

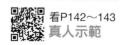

看P142～143
真人示範

1 **預備姿勢** 　將滾球放在頸椎第7節（最大的頸骨）和胸椎第1節兩側厚實的斜方肌下方後躺下。

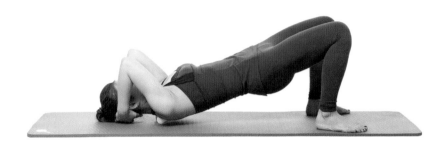

2 雙手手掌撐住後腦杓，手肘往內收攏，臀部盡可能抬高。用身體的重量左右滾動球，按摩僵硬的肌肉深處。持續按摩30秒～1分30秒，直到肌肉徹底放鬆伸展。

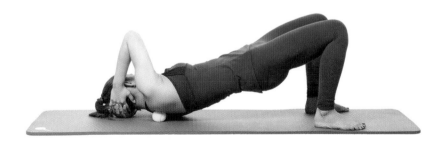

TENNIS BALL RELEASE

腰臀滾球按壓

● CHECK　放鬆腰大肌

腰大肌穿過腰椎與臀部關節，連接腰椎與大腿骨，是連接脊椎與下肢的重要肌肉。如果我們長時間坐著，腰大肌就會一直維持在縮短的狀態，進而導致兩邊長度不一，身體也會因此左右變形。事實上，隨著年齡增長，肌肉自然也會因為失去彈性而漸漸僵硬變短，這也是為什麼老人多半會駝背的原因。然而，只要每天睡前徹底伸展腰大肌，不僅能保持肌肉彈性、矯正姿勢，更可以改善失眠的問題。

● POINT　按摩＆伸展重點

腹部肥胖的人，因為脂肪堆積，很難直接按摩到腰大肌。如果遇到這種狀況，可以改用滾筒，效果更好。

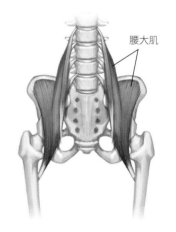

腰大肌

──── Dr. 金的小提醒

若想有效解決手摸不到的深層肌肉痠痛問題，可以在吐氣時盡量縮小腹，即可緩解痠痛。

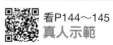
看P144～145
真人示範

1 預備姿勢 趴姿，將滾球壓在距離肚臍左或右2公分的位置，雙手手肘撐地，用體重壓住身體下方的滾球。

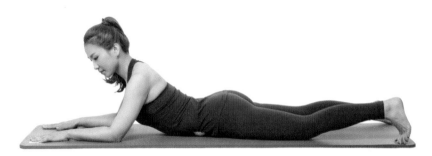

2 用腹式呼吸法吸氣，讓腹部充滿空氣，吐氣時要邊縮小腹。熟悉呼吸動作後，可以微微把壓著球那側的腳抬起，可更深入按摩肌肉。

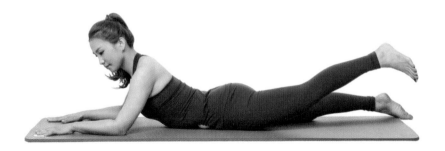

9

TENNIS BALL RELEASE

大腿後側滾球放鬆

● **CHECK** 放鬆伸展腿筋

連接坐骨到膝蓋後方的大腿後側肌肉，是能讓膝蓋向後彎曲的肌肉。然而，這條肌肉沒有前側的股四頭肌強健，因此大腿後側比前側更容易痠痛緊繃；為此，如果在沒有確實伸展暖身的狀況下，突然奔跑或是做高強度運動，就非常容易拉傷大腿後側。其次，若以體態雕塑的觀點來看，這個部位也很容易因為久坐、運動不足而導致循環障礙，進而產生橘皮組織等脂肪堆積的問題，為此，經常按摩大腿後側，也是不可或缺的。

● **POINT** 按摩＆伸展重點

移動滾球時，請配合呼吸，動作要放輕、放慢，按壓時可配合疼痛的程度不同增減時間，最長可以按摩到90秒。

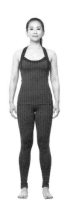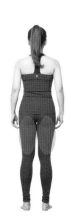

—— Dr. 金的小提醒

如果是不太能利用體重移動滾球按摩的女性或老弱婦孺，可以維持壓著球的姿勢10～20秒，再用手移動球的位置，以相同方法按壓不同部位。

1 預備姿勢　坐姿，左腳屈膝踩地，右腳伸直，將滾球壓在坐骨下方的大腿位置。用體重壓著球，集中按壓臀部與大腿的交界處。

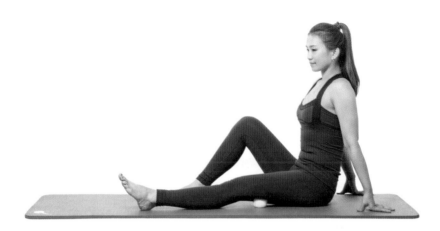

2 腿筋肌肉的起點是臀部與大腿的交界處，順著肌肉的線條前後慢慢移動重心，以達到按摩效果。完成後，再換右腳以相同方向。

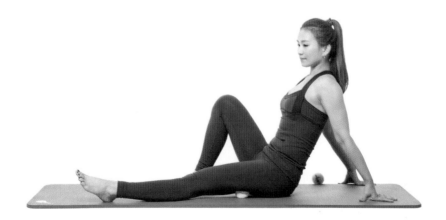

TENNIS BALL RELEASE
小腿肚滾球按摩

CHECK 放鬆小腿肌肉

長時間站立工作或一直維持相同姿勢不動，小腿肌肉就容易僵硬緊繃。肌肉變厚又僵硬、沉重的感覺，真的令人覺得相當難。小腿肚被稱為第二個心臟，是負責下半身血液循環的重要部位。膝蓋下面的肌肉就像幫浦一樣，動作時會透過靜脈將血液送回心臟。為此，如果因為運動過度、運動不足、老化、受傷等，或疾病、缺乏水分、壓力等問題，而使小腿肌肉僵硬、肌力衰退，小腿就會經常水腫，甚至出現下肢靜脈曲張，更會引起全身的血液循環障礙。

POINT 按摩＆伸展重點

可從下面2種方法中，挑選一種適合自己的小腿痠痛護理方法。

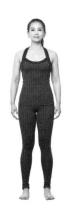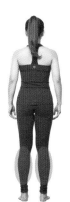

—— Dr. 金的小提醒
睡前如果能放鬆僵硬緊繃的小腿肌肉，不僅血液循環會變好，更可幫助睡眠，到了早上小腿還會變細。

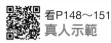

看P148～151
真人示範

方法1 移動滾球式

1 預備姿勢 坐姿,雙手向後撐,右腳屈膝踩穩,左腳伸直,將滾球壓在小腿肚下方。

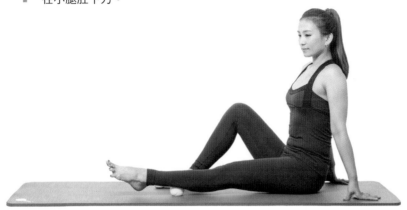

2 用體重壓著球,沿著小腿肌肉線條慢慢滾動。可將滾球固定在特別痠痛的部位,利用腳踝伸直、彎曲來達到收縮、伸展小腿肌肉的效果。完成後,再換左腳以相同方式進行。

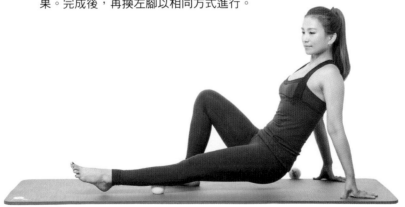

跪姿按摩式

1 預備姿勢　跪坐在地上，坐下時將滾球夾在膝窩（膝關節後方肌肉）。事實上，這個用體重壓球的姿勢，即能徹底紓緩痠痛了。

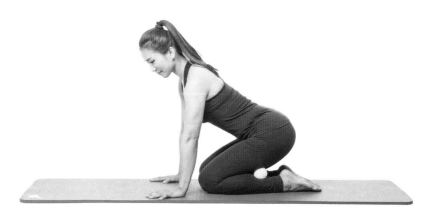

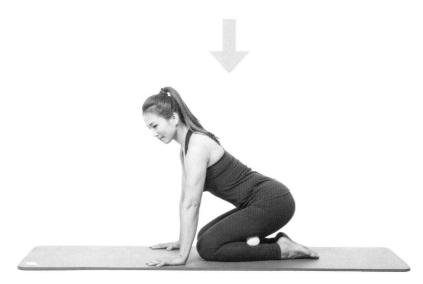

2 將滾球在腳踝到膝窩的位置慢慢移動，重心放在夾著球的那側，利用身體的重量按摩。沿著小腿正中央深處的下肢靜脈按壓紓緩。

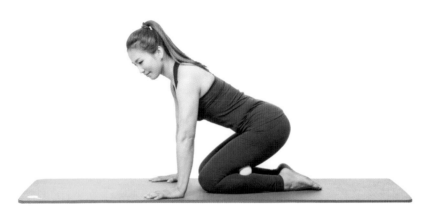

3 按壓時可隨著痠痛與僵硬程度的不同，持續按壓或停留30秒～1分30秒。

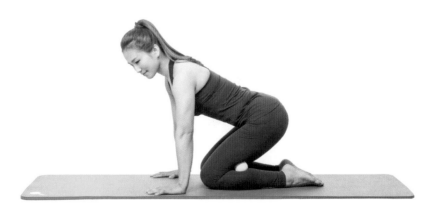

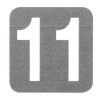

腳底筋膜滾球按摩

● **CHECK** 放鬆腳底筋膜

一旦放鬆腳底筋膜，不僅會讓腳趾、腳底板、腳踝感到放鬆，就連肩頸都會變柔軟。其次，還能預防足底筋膜炎，放鬆足弓肌肉，藉此放鬆全身。此外，如果想要避免運動時受傷，只要在運動前做這個按摩動作，也能降低受傷的可能性。

● **POINT** 按摩 & 伸展重點

滾球的速度不用快，移動時要又輕又緩慢。藉由輕輕按壓以刺激血液循環，進而達到放鬆肌肉的效果，如此氧氣與血液的供應會變的比較順暢。

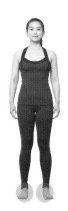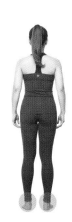

—— Dr. 金的小提醒

這個動作，能有效放鬆整天被鞋子束縛住、動彈不得的腳底肌肉。如果足底筋膜疼痛，也可以透過按摩腳底筋膜來達到消炎的效果。最重要的，若能養成運動前，先按摩放鬆腳底筋膜的習慣，不僅能夠提升身體的狀況，運動能力也會跟著提升，減少疲勞感累積。

1 雙腳前後站開，前腳的腳底踩著滾球，將身體大約70%的重心，放在前腳。

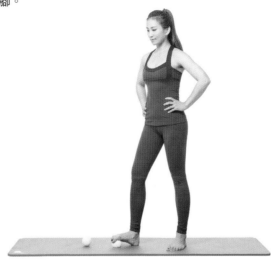

2 順著腳底足弓的形狀橫向或縱向按摩，遇到特別痛的部位就停一下（請在痠痛點按壓10～30秒）。仔細按摩整隻腳掌30秒～1分30秒，再換腳重複進行。

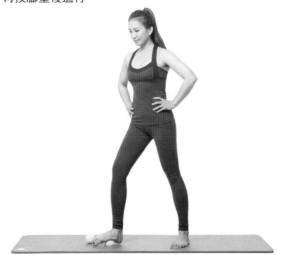

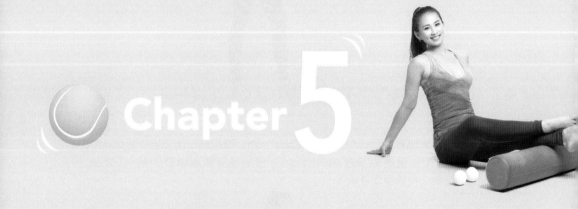

Chapter **5**

8 種快速消除日常痠痛的對症肌筋膜伸展按摩操

當你因為錯誤的生活習慣或疲勞，
而感到肌肉緊繃、痠痛時，
只要有 1 個滾筒和 2 顆滾球，
就可以放鬆表層與深層肌肉。
雖然，每天按摩全身，找出僵硬部位固然很好，
但若沒有時間，那就每天用 5 分鐘，消除特定部位的痠痛吧！

① 緩解頭痛、偏頭痛

───── ● 滾筒按摩 ─────

躺姿頸部按摩 × **1** 回（P60）

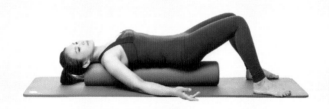

仰姿背部按摩 × **4** 回（P70）

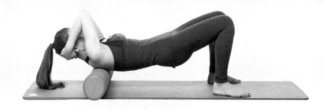

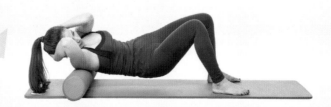

● 滾球按摩

轉動雙手畫圓按摩 ×8回（P139）

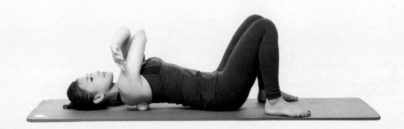

肩頸滾球放鬆伸展 ×7回（P142）

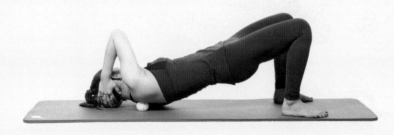

2 消除背部痠痛

● 滾筒按摩

紓緩中背肌肉 × **4** 回（P72）

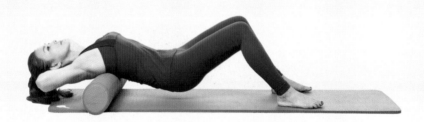

改善駝背、消除背痛 × **4** 回（P73）

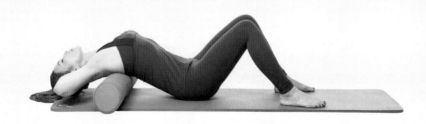

● 滾球按摩

抬臀式背部放鬆 × **5**回（P133）

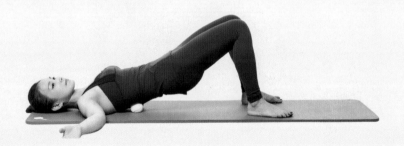

轉動胸椎式放鬆 × **5**回（P135）

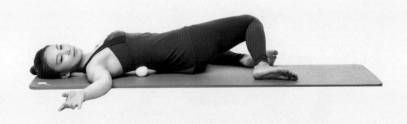

3 改善肩頸肌肉僵硬

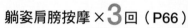

● 滾筒按摩

躺姿肩膀按摩 × **3** 回（P66）

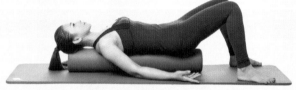

雙手伸直、轉動肩膀 × **3** 回（P68）

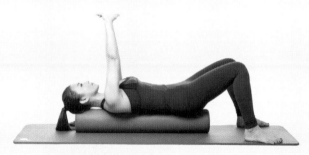

仰姿背部放鬆 × **4** 回（P70）

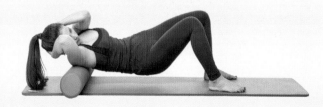

● 滾球按摩

肩胛骨滾壓放鬆 ×**6**回（P136）

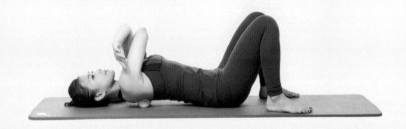

肩頸滾球放鬆伸展 ×**7**回（P142）

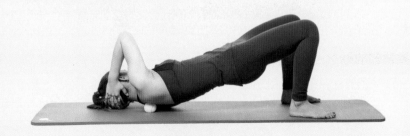

4 消除腰部疼痛不適

● 滾筒按摩

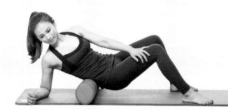

仰姿腰部按摩×**6**回（P76）

膝蓋撐地，放鬆大腿肌肉×**11**回（P89）

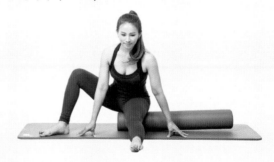

放鬆臀大肌×**12**回（P93）

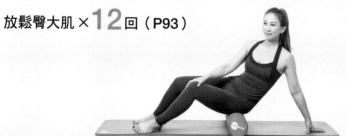

滾球按摩

屈膝腰背滾球按摩 × **4** 回（P128）

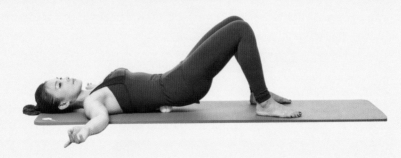

腰臀滾球按壓 × **8** 回（P144）

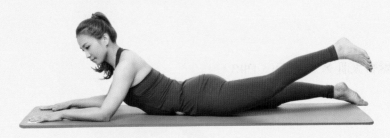

● 滾筒按摩

躺姿骶骨按摩 × 7 回（P78）

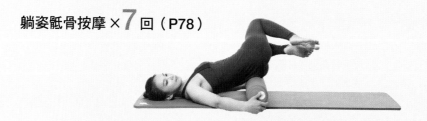

同時放鬆雙腳大腿後側 × 11 回（P91）

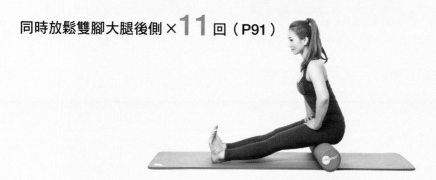

紓緩伸展梨狀肌 × 12 回（P94）

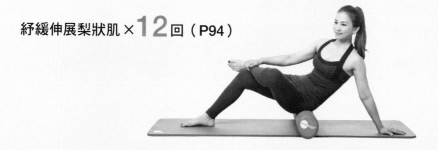

● 滾球按摩

躺姿臀部薦骨按摩 × **1** 回（P118）

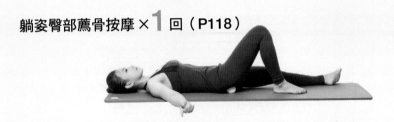

下半身滾球按摩 × **2** 回（P122）

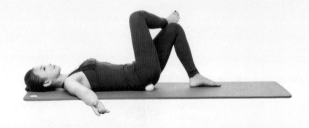

臀側滾球左右按摩 × **3** 回（P126）

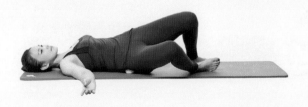

6 膝蓋伸展按摩

---●滾筒按摩---

放鬆雙腳大腿前側×**13**回（P97）

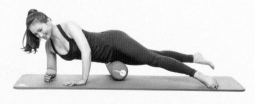

放鬆大腿外側肌肉×**14**回（P101）

放鬆大腿與骨盆交界處×**14**回（P102）

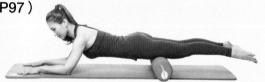

趴姿大腿內側按摩×**15**回（P104）

● 滾球按摩

臀側滾球左右按摩 × **3** 回 （P126）

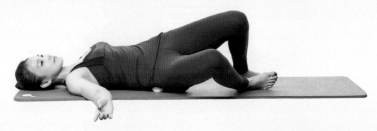

移動滾球式小腿按摩 × **10** 回 （P149）

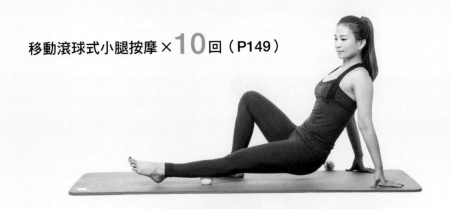

7 消除小腿僵硬痠痛

● 滾筒按摩

放鬆單腳小腿肌肉 ×**10**回（P85）

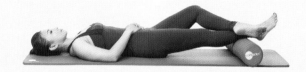

放鬆雙腳小腿肌肉 ×**10**回（P85）

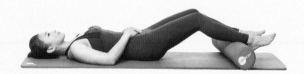

跪姿小腿前側按摩 ×**16**回（P106）

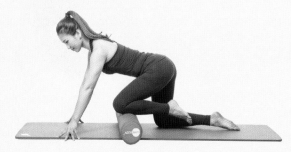

滾球按摩

跪姿小腿按摩 × **10** 回（P150）

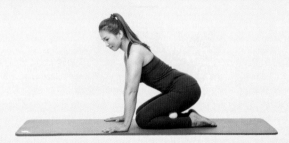

腳底筋膜滾球按摩 × **11** 回（P153）

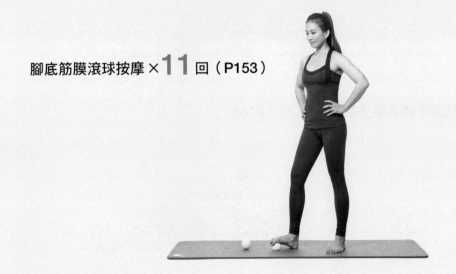

8 紓緩手肘、手腕痠麻

● 滾筒按摩

趴姿前胸按摩 × **18** 回（P110）

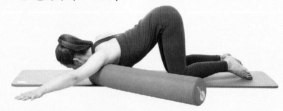

趴姿上手臂按摩 × **19** 回（P112）

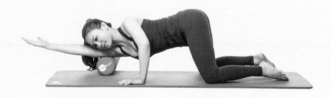

趴姿手腕放鬆 × **20** 回（P114）

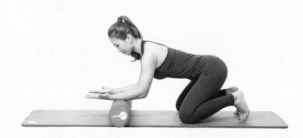

健康樹系列075

滾一滾鬆筋膜，天天零痠痛

用1個滾筒＋1顆滾球，每天5分鐘，改善肩頸僵硬、腰痠背痛、
不耐久坐和小腿浮腫

100세까지 통증 없이 살려면 속근육을 풀어라

作　　　者	禹智仁、金聖珉
譯　　　者	陳品芳
總 編 輯	何玉美
副總編輯	陳永芬
責任編輯	周書宇
封面設計	張天薪
內文排版	菩薩蠻數位文化有限公司

出版發行	采實出版集團
行銷企劃	黃文慧・鍾惠鈞・陳詩婷
業務經理	林詩富
業務發行	張世明・楊筱薔・楊善婷・吳淑華
會計行政	王雅蕙・李韶婉
法律顧問	第一國際法律事務所　余淑杏律師
電子信箱	acme@acmebook.com.tw
采實粉絲團	http://www.facebook.com/acmebook

Ｉ Ｓ Ｂ Ｎ	978-986-93549-5-0
定　　　價	380元
初版一刷	2016年10月
劃撥帳號	50148859
劃撥戶名	采實文化事業有限公司
	104台北市中山區建國北路二段92號9樓
	電話：02-2518-5198
	傳真：02-2518-2098

國家圖書館出版品預行編目資料

滾一滾鬆筋膜，天天零痠痛：用1個滾筒＋1顆滾球，每天5分鐘，改善肩頸僵
硬、腰痠背痛、不耐久坐和小腿浮腫 / 禹智仁, 金聖珉作；陳品芳譯.
-- 初版. -- 臺北市：采實文化, 民105.10　面；　公分. -- (健康樹系列；75)
ISBN 978-986-93549-5-0(平裝)

1.按摩

413.92　　　　　　　　　　　　　　　　　　　　105017057

奧運選手為何跑得比你快？
選手都在訓練什麼？

從短跑到超馬都適用的全方位體能計畫！

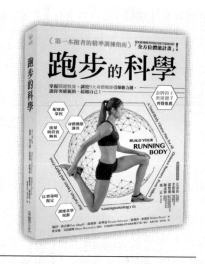

彼特・馬吉爾、湯瑪斯・舒華茲、

梅莉莎・布瑞兒◎著

張簡守展、游卉庭◎譯

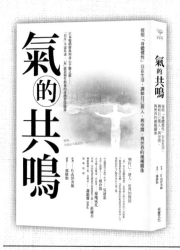

暢銷 30 年的經典名著，
超人氣「調心養氣法」

當氣「順暢」，就能重拾自在安適的健康力！

片山洋次郎◎著／郭欣怡◎譯

改善脖子僵硬，
身體 90% 的疼痛都會消失

實踐「護脖生活」，健康不再拉「頸」報！

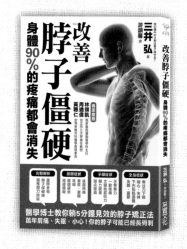

三井弘◎著／游韻馨◎譯

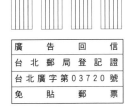
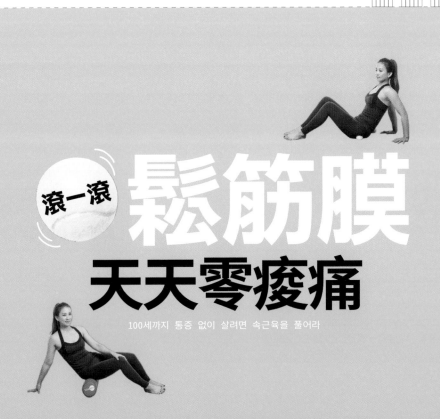

滾一滾 **鬆筋膜**

天天零痠痛

100세까지 통증 없이 살려면 속근육을 풀어라

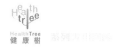

系列：健康樹系列075

書名：**滾一滾鬆筋膜，天天零痠痛**

用1個滾筒＋1顆滾球，每天5分鐘，改善肩頸僵硬、腰痠背痛、不耐久坐和小腿浮腫

100세까지 통증 없이 살려면 속근육을 풀어라

讀者資料（本資料只供出版社內部建檔及寄送必要書訊使用）：

1. 姓名：

2. 性別：□男　□女

3. 出生年月日：民國　　　　年　　　　月　　　　日（年齡：　　　　歲）

4. 教育程度：□大學以上　□大學　□專科　□高中（職）　□國中　□國小以下（含國小）

5. 聯絡地址：

6. 聯絡電話：

7. 電子郵件信箱：

8. 是否願意收到出版物相關資料：□願意　　□不願意

購書資訊：

1. 您在哪裡購買本書？□金石堂（含金石堂網路書店）　□誠品　□何嘉仁　□博客來

□墊腳石　□其他：＿＿＿＿＿＿＿＿＿＿＿＿（請寫書店名稱）

2. 購買本書日期是？＿＿＿＿年＿＿＿＿月＿＿＿＿日

3. 您從哪裡得到這本書的相關訊息？□報紙廣告　□雜誌　□電視　□廣播　□親朋好友告知

□逛書店看到　□別人送的　□網路上看到

4. 什麼原因讓你購買本書？□喜歡作者　□注重健康　□被書名吸引才買的　□封面吸引人

□內容好，想買回去做做看　□其他：＿＿＿＿＿＿＿＿＿＿＿＿＿＿＿＿（請寫原因）

5. 看過書以後，您覺得本書的內容：□很好　□普通　□差強人意　□應再加強　□不夠充實

□很差　□令人失望

6. 對這本書的整體包裝設計，您覺得：□都很好　□封面吸引人，但內頁編排有待加強

□封面不夠吸引人，內頁編排很棒　□封面和內頁編排都有待加強　□封面和內頁編排都很差

寫下您對本書及出版社的建議：

1. 您最喜歡本書的特點：□圖片精美　□實用簡單　□包裝設計　□內容充實

2. 關於運動的訊息，您還想知道的有哪些？

＿＿＿＿＿＿＿＿＿＿＿＿＿＿＿＿＿＿＿＿＿＿＿＿＿＿＿＿＿＿＿＿＿＿＿＿＿＿

＿＿＿＿＿＿＿＿＿＿＿＿＿＿＿＿＿＿＿＿＿＿＿＿＿＿＿＿＿＿＿＿＿＿＿＿＿＿

3. 您對書中所傳達的肌筋膜知識及步驟示範，有沒有不清楚的地方？

＿＿＿＿＿＿＿＿＿＿＿＿＿＿＿＿＿＿＿＿＿＿＿＿＿＿＿＿＿＿＿＿＿＿＿＿＿＿

＿＿＿＿＿＿＿＿＿＿＿＿＿＿＿＿＿＿＿＿＿＿＿＿＿＿＿＿＿＿＿＿＿＿＿＿＿＿

4. 未來，您還希望我們出版哪一方面的書籍？

＿＿＿＿＿＿＿＿＿＿＿＿＿＿＿＿＿＿＿＿＿＿＿＿＿＿＿＿＿＿＿＿＿＿＿＿＿＿

＿＿＿＿＿＿＿＿＿＿＿＿＿＿＿＿＿＿＿＿＿＿＿＿＿＿＿＿＿＿＿＿＿＿＿＿＿＿